Conférencière, maître en yoga et auteure de nombreux ouvrages sur le yoga et la méditation, Nicole Bordeleau est née au Québec et est souvent citée comme référence dans des magazines, des émissions de télévision et de radio sur des sujets comme la gestion du stress ou l'art du mieux-être.

Après *Vivre, c'est guérir !* (2012), paru aux Éditions de l'Homme, elle publie *Zénitude et double espresso* (2014 ; Pocket, 2016), *L'Art de se réinventer* (2016 ; Pocket, 2018) puis *Revenir au monde : vivre au cœur de l'instant présent grâce à la méditation* (2017 ; Pocket, 2019) chez le même éditeur. En 2019 a paru *Respirons : un souffle profond peut tout changer !* chez NiL.

Retrouvez toute l'actualité de l'auteure sur :
www.nicolebordeleau.com
www.yogamonde.com

ÉVOLUTION
Des livres pour vous faciliter la vie !

Chris VOSS & Tahl RAZ
Ne coupez jamais la poire en deux
Un manuel redoutable pour négocier gagnant
par un négociateur du FBI

François BOURGOGNON
Ne laissez pas votre vie se terminer avant même de l'avoir commencée

Isabelle HUOT & Catherine SENÉCAL
Cessez de manger vos émotions
Brisez le cycle de la compulsion alimentaire

Patrick LEMOINE
Rêves, transes et autres états modifiés de conscience
Soigner son moi secret

Thomas ERIKSON
Tous des idiots ?
Apprenez à communiquer avec ceux qui vous entourent

David KWONG
Captiver et convaincre
7 principes qui changent tout

Fabrice MIDAL
Ne vous laissez plus jamais faire
L'art de triompher des emmerdes

Hazel GALE
Vaincre l'autosabotage
Comprendre et se débarrasser de ses phobies, addictions, sentiment de ne pas être à la hauteur…

Nicole BORDELEAU
Comment mieux respirer
Découvrez comment un souffle profond peut tout changer

Comment mieux respirer

DU MÊME AUTEUR
CHEZ POCKET

ZÉNITUDE ET DOUBLE ESPRESSO

L'ART DE SE RÉINVENTER

REVENIR AU MONDE

COMMENT MIEUX RESPIRER

Nicole Bordeleau

Comment mieux respirer

Un souffle profond peut tout changer !

NiL

Ce titre a précédemment paru sous le titre
Respirons : un souffle profond peut tout changer !.

Pocket, une marque d'Univers Poche,
est un éditeur qui s'engage pour la préservation
de l'environnement et qui utilise du papier fabriqué
à partir de bois provenant de forêts gérées
de manière responsable.

Le Code de la propriété intellectuelle n'autorisant, aux termes de l'article L. 122-5, 2° et 3° a, d'une part, que les « copies ou reproductions strictement réservées à l'usage privé du copiste et non destinées à une utilisation collective » et, d'autre part, que les analyses et les courtes citations dans un but d'exemple et d'illustration, « toute représentation ou reproduction intégrale ou partielle faite sans le consentement de l'auteur ou de ses ayants droit ou ayants cause est illicite » (art. L. 122-4).
Cette représentation ou reproduction, par quelque procédé que ce soit, constituerait donc une contrefaçon, sanctionnée par les articles L. 335-2 et suivants du Code de la propriété intellectuelle.

© NiL éditions, Paris, 2019
ISBN 978-2-266-30675-1
Dépôt légal : mars 2020

Bien qu'une partie de cet ouvrage s'appuie sur mon vécu intime et sur mes découvertes personnelles, il contient également les enseignements précieux qui m'ont été transmis par mes professeurs.

Il m'est impossible de citer ici tous leurs noms et de rendre compte de tous les cadeaux qu'ils m'ont transmis, mais ce livre leur est dédié.

De plus, j'aimerais l'offrir en hommage à mon regretté maître de méditation, Stephen Levine. Merci d'avoir incarné l'aspect vivant de la compassion.

Entre notre première inspiration et notre dernière expiration, on ne dispose que d'une brève et précieuse traversée, sans possibilité de reprise, qu'on appelle « sa vie ».

La pire des choses serait de perdre l'émerveillement devant ce miracle qu'est le souffle.
Il n'y aurait rien de pire.
Rien de pire.

Prologue

Bien respirer, rien de plus simple, mais personne ne nous l'apprend. Pourtant, une bonne respiration est essentielle pour renforcer notre santé, stabiliser nos émotions, dissoudre l'anxiété, trouver le calme en soi et être plus libre intérieurement.

Mais qu'est-ce qu'une bonne respiration ? Comment s'en servir pour renforcer notre attention ? Notre présence à nous-même et au monde ? Comment la développer pour en faire une alliée dans les moments difficiles de notre existence ? Comment l'utiliser pour cultiver en soi-même plus de confiance, de force, de résilience et de paix intérieure ?

Ce livre vous initiera à l'art du souffle, qu'il aborde non pas comme une technique à perfectionner, mais plutôt comme un savoir-être en pleine présence, un savoir-vivre en pleine conscience. Respirer de tout son être, vous le découvrirez par vous-même, est une expérience des plus vivifiantes, des plus transformatrices et des plus salvatrices que l'on puisse faire.

Au fil de ces pages, vous apprendrez comment renouer avec votre respiration, ce qu'elle révèle de vous-même dans telle ou telle situation, et comment bénéficier des pleins pouvoirs d'un souffle ample et profond dans diverses circonstances de votre quotidien. Ici, il n'est pas question de pouvoirs magiques, mais bien d'une force intérieure et d'une plénitude d'être qui découlent tout naturellement d'une respiration naturelle.

J'ai vécu essoufflée une grande partie de ma vie. J'ai passé des années à courir après mon souffle. Et j'ai traversé tant de jours et de nuits en apnée que je crois, bien humblement, être un bon exemple du pouvoir transformateur du souffle. Aujourd'hui, j'ai le bonheur de savoir respirer de tout mon être. J'en ai récolté tant de bienfaits que depuis, je ne cesse d'étudier, de pratiquer et d'enseigner l'art du souffle.

Nul besoin de technique avancée ni de recette fastidieuse pour bien respirer. Mes années d'expérience en tant que maître yoga et professeur de méditation m'ont appris qu'avec des exercices simples, qui ne demandent que quelques minutes par jour, on arrive à la meilleure respiration qui soit : celle qui est naturelle, fluide, profonde, silencieuse et ample.

Ainsi, peu importe votre âge, votre condition physique, votre poids ou votre état de santé, sachez que vous possédez vous aussi la capacité de mieux respirer, et ce, dès aujourd'hui. Vous découvrirez alors que votre souffle possède un potentiel illimité : il peut vous aider à relancer la circulation sanguine, éliminer les tensions physiques et mentales, soulager la douleur, affûter votre attention, solidifier votre concentration, revitaliser un corps fatigué, pacifier un esprit agité.

En ce qui me concerne, j'ai une dette immense envers le souffle. À une époque où je me suis déracinée de moi-même, il m'a raccrochée à la vie. Cet ouvrage contient donc les enseignements et les conseils qui me furent les plus précieux dans mon apprentissage de l'art du souffle.

J'aimerais vous les partager pour que vous puissiez découvrir, à votre tour, qu'en chacun de vos souffles se trouve un potentiel infini de transformation et de guérison.

Que la vie vous soit douce,
Nicole Bordeleau, juin 2018

1

DU PREMIER
AU DERNIER SOUFFLE

La vie, dit-on, ne tient qu'à un fil. Peut-être devrait-on dire qu'elle ne tient qu'à un souffle.

Confidences

Je ne suis pas d'un naturel nostalgique et j'ai peu d'inclination à revenir sur mon passé. Pourtant, je crois que le fait de partager avec vous mon parcours personnel vous aidera à mieux comprendre comment j'en suis venue à m'intéresser à l'art du souffle, et à m'y consacrer passionnément, jusqu'à en faire ma mission de vie.

Je suis née dans une région du Québec connue pour ses espaces vertigineux, ses vastes forêts, ses routes de gravier, ses mines et ses grands lacs. C'est dans ce coin de pays, qu'on appelle l'Abitibi, que je suis arrivée sur terre, le 28 septembre 1957, en avalant la vie à pleins poumons. Je dois ce caractère fougueux à mon père. Et ma persévérance, qui ressemble parfois à de l'entêtement, je la dois à ma mère.

Très tôt dans mon enfance, cette nature impétueuse s'est manifestée par une vive curiosité et une quête précoce de liberté. Et cette envie d'indépendance allait grandir au même rythme que moi. Quand par malheur un adulte me devançait dans une pièce pour ouvrir un tiroir, tirer une chaise ou déplacer un meuble afin de faciliter mes déplacements, je piquais une colère noire. J'étais à peine haute comme trois pommes, et déjà je tenais à faire les choses par moi-même. Le moindre geste d'assistance à mon égard m'apparaissait comme une terrible entrave à ma liberté.

Je devais avoir cinq ans environ lorsque j'ai remis en cause pour la première fois l'autorité de mes parents. Quelque chose à l'intérieur m'indiquait qu'il existait un grand écart entre le paraître et le réel. Cette dualité entre ces deux mondes, je la voyais principalement chez mon père.

De l'extérieur, mon père était un être charismatique, brillant, aimé de ses nombreux amis pour son côté « bon vivant » et respecté de ses employés pour son sens du devoir. Mais à la maison, c'était un être différent. Surtout le soir, lorsqu'il rentrait fatigué du travail, son sourire s'éteignait, son stress marquait ses traits, et il pouvait se montrer impulsif et colérique, surtout envers moi. Dans ces moments-là, parce que j'étais l'aînée et celle de ses trois enfants qui lui ressemblait le plus, il pouvait être très dur à mon égard.

Pour lui tenir tête et renforcer mon caractère, vers l'âge de six ou sept ans, je m'étais inventé une sorte d'exercice d'autodétermination qui consistait à me tenir raide comme un piquet dans un coin, puis, tout en rentrant les joues, je pinçais fort les lèvres pour arrêter de respirer. Je demeurais alors en apnée jusqu'au moment où je n'en pouvais plus. C'est ainsi que pour me protéger des colères de mon père, j'arrêtais de respirer dans l'espoir d'accroître mon courage et d'affirmer mon indépendance.

Avec le recul, je comprends mieux aujourd'hui ce qui se passait dans ma tête d'enfant ; la respiration est un mouvement, un mouvement de vie. Et, petite, je m'imaginais qu'en freinant mon souffle, je pouvais ainsi stopper la réalité, stopper la peur et la honte qui grandissaient au même rythme que moi.

L'année suivante, lorsqu'est arrivé mon premier jour d'école, j'avais tellement attendu ce moment de libération que j'ai poussé un énorme cri de joie. Enfin, j'allais pouvoir vivre de nouvelles expériences ! Mais mon excitation est vite tombée à plat : le milieu scolaire était nettement moins passionnant que je ne l'avais imaginé.

C'est la raison pour laquelle je me suis mise à fréquenter les livres. Mon plus grand plaisir était de me réfugier à la bibliothèque où je pouvais apprendre des choses par moi-même. J'y passais tout mon temps libre. Plongée dans des univers variés, avide de toutes sortes d'aventures rocambolesques où triomphaient les héroïnes, j'étais fascinée par tout ce qui avait trait à la liberté, à la persévérance, au courage et au dépassement de soi.

Dans l'une de mes rêveries préférées, je m'imaginais vivre comme une nomade, pieds nus, dormant à la belle étoile ou dans une caravane, sans domicile fixe. Je parcourais tous les continents sans avoir de comptes à rendre à personne. Ces images ne m'étaient pas inspirées par un livre, mais bien plutôt par un film américain que j'avais vu plusieurs fois à la télévision et dans lequel Sophia Loren incarnait une magnifique gitane qui voyageait librement à travers le monde. J'étais convaincue qu'un jour ma vie ressemblerait à la sienne. Et pour m'en assurer, chaque soir avant de m'endormir, je m'asseyais au bord de mon lit pour contempler le ciel nocturne de l'Abitibi. À mes yeux, chaque trait lumineux au firmament était un signe que mon rêve, un jour, deviendrait réalité.

Au début de l'adolescence, en raison de mes lectures, j'étais persuadée que le mot « danger » était synonyme de « liberté ». Tout ce qui m'était défendu par mes parents ne faisait qu'attirer encore plus mon attention. Dès qu'on m'interdisait quelque chose, je mettais tout en œuvre pour en faire la découverte ou pour en vivre l'expérience. Le jour, cela me permettait de tester mes limites, de mettre à l'épreuve mon courage et d'acquérir plus d'assurance. Et la nuit, je m'exerçais en rêve à vivre en conquérante, comme mes héroïnes.

J'ai passé ainsi des heures entières à défier les règles et à guetter les étoiles filantes, m'imaginant dans la peau de Sophia Loren. Entre ces deux occupations, lire et échafauder des scénarios excitants pour mon avenir, je comptais les jours, les semaines et les mois, impatiente d'atteindre l'âge adulte.

Besoin d'air !

Pour que passe plus vite le temps, l'été suivant, celui de mes treize ans, je m'étais mise à fumer. Dans ma tête, cela signifiait que je quittais le monde de l'adolescence pour faire mon entrée officielle dans le monde des adultes. Que j'aimais entendre le craquement de l'allumette comme un petit feu d'artifice, observer la flamme qui montait risquant de me brûler les doigts, et ressentir cette sensation d'étourdissement qui suivait la première bouffée de nicotine. À mi-chemin entre la nausée et le vertige, j'avais l'impression d'être délicieusement ivre !

Le problème était que pour m'approvisionner, je devais attendre que mon père fasse la sieste pour lui soutirer en douce des cigarettes de son paquet posé sur le grand bureau de la chambre à coucher de mes parents. Pour me donner du courage, je m'imaginais être une espionne en mission secrète. Cet acte de bravoure que je relatais par la suite à mes amis semblait les impressionner. Si bien que, la frayeur au cœur, j'en volais au quotidien et chaque fois, je risquais davantage d'être découverte. Le jour, cette éventualité m'angoissait au plus haut point ; et la nuit j'en faisais même des cauchemars.

Pendant un certain temps, fumer des cigarettes et mentir sur mes allées et venues à mes parents étaient les symboles de mon indépendance. En plus de me valoriser aux yeux des autres, cette rébellion contre l'autorité de mon père nourrissait en moi la dangereuse illusion que rien ne m'était interdit. Mais à mon grand désarroi, ce sentiment d'exaltation n'a pas duré très longtemps. Après ces quelques semaines où les frissons suscités par l'excitation d'outrepasser les règles m'enivrait, j'ai été attrapée par mon père. L'espace d'un instant, ses yeux s'accrochèrent aux miens, juste assez longtemps pour que je ressente la force écrasante de sa colère. J'ai été prise d'une crise de paranoïa qui a transformé ma façon de respirer. Si bien qu'à quinze ans, j'étais déjà une experte de la respiration courte et saccadée.

À peine étais-je inquiète ou tracassée qu'aussitôt me revenait ce vieux réflexe de retenir mon souffle, comme quand j'avais cinq ans et que mon père me réprimandait. Que ce soit pour échapper à des pensées anxiogènes, à un inconfort physique ou pour me protéger d'une expérience à venir qui m'effrayait, je réagissais en bloquant ma respiration.

Vivre ainsi dans la peur et dans le mensonge m'éloignait du caractère de mes héroïnes préférées. Et m'en rendre compte éteignait toute joie dans mes aventures et tempérait l'excitation de mes découvertes. Car en même temps que j'aspirais à la liberté, je me cloîtrais dans une sorte de prison intérieure. Et ce vieux mécanisme de défense ne faisait que renforcer mon mal-être profond. Dès lors, mon désir de quitter mon Abitibi natale est devenu encore plus pressant.

Le moment tant attendu est finalement arrivé à l'orée de mes dix-sept ans au moment de choisir l'établissement où je poursuivrais mes études. Comme un cadeau tombé du ciel, j'ai été admise dans une institution établie dans la ville de Québec, à plus de cinq cents kilomètres de la maison familiale. Mes parents étaient inquiets de me voir partir si jeune, si loin, pour m'établir dans un grand centre urbain. Mais j'ai fini par les convaincre que poursuivre mes études était une raison sérieuse, et que tout irait bien.

Une fois à Québec, seule dans un appartement, sans surveillance parentale, ce fut une réelle délivrance. Ma curiosité insatiable et ma soif d'horizons nouveaux me poussaient vers toutes sortes d'expériences. Je sortais la nuit avec des amis et je dormais le jour. Pendant un certain temps, enivrée par un sentiment de liberté, ce style de vie m'a semblé exaltant.

Mais après quelques mois, comme j'avais de moins en moins de repères et d'interdits, je me suis retrouvée déstabilisée intérieurement. La tension et le stress de devoir subvenir à mes besoins, en plus d'étudier à plein temps, amplifiaient mes angoisses existentielles. Concrètement, je n'étais pas aussi libre que je l'aurais désiré, car je savais à peine faire cuire un œuf et je devais cuisiner mes repas, travailler les soirs et les week-ends pour payer mon appartement, gérer mon budget, boucler mes fins de mois et préparer mes examens. Le jour, je réussissais à me libérer de mes peurs en me dispersant à gauche et à droite, mais le soir, je me sentais seule et déprimée d'être si loin de ma famille et de ma région natale.

Je commençai à sombrer dans un état de déprime. Pour me remonter le moral, une amie m'invita à partir avec elle pour un week-end au bord de la mer, sur la côte est américaine. Je n'avais jamais quitté mon pays ni vu la mer. Coupant court à mes études, j'ai fait mes bagages et je suis partie pour Cape Cod, petit coin de l'État du Massachusetts, au nord-est des États-Unis.

Les dés sont jetés

À l'instant même où j'ai vu surgir l'océan, mesuré son immensité, et senti son souffle sur moi, un énorme frisson m'a parcourue de la tête aux pieds. J'en ai vacillé intérieurement, car ce sentiment d'euphorie ne m'était pas étranger. C'était un peu comme quand j'aspirais la nicotine des cigarettes trop fortes de mon père, la même enivrante sensation d'étourdissement. Mais cette fois, elle était accompagnée d'une intuition que ma vie venait de prendre un dangereux tournant.

Malgré ce pressentiment, soixante-douze heures plus tard, alors que je devais rentrer à Québec avec mon amie, j'ai décidé sur un coup de tête de m'établir aux États-Unis. Mon plan était simple : j'allais m'installer dans ce patelin, remettre les compteurs à zéro et enfin vivre comme je l'avais toujours imaginé : libre et heureuse.

La première année, tout se passa bien. J'avais trouvé un petit appartement que je partageais avec des amis, je vivais en effectuant des petits boulots, marchant pieds nus au bord de la mer, passant mon temps libre au milieu de la faune touristique, et la nuit sous les étoiles, je faisais la fête. Mon plan pour réinventer ma vie, je le croyais, fonctionnait à merveille.

À l'exception d'une chose. Alors que je croyais que c'était en transformant les conditions extérieures de mon existence que, miraculeusement, je pouvais devenir quelqu'un d'autre, j'avais tort. On peut métamorphoser son apparence physique, changer d'emploi, délaisser une relation amoureuse pour une autre, changer de ville ou s'établir dans un autre pays : « Où tu vas, tu es », disait le Bouddha. Cet enseignement allait bientôt m'apparaître comme une évidence.

C'était une soirée comme tant d'autres. Je m'amusais avec des amis lorsque quelqu'un m'a proposé de la cocaïne. Auparavant, par souci de liberté, j'avais toujours refusé. J'avais toujours écouté ma voix intérieure me dire qu'il ne fallait pas que j'y touche, car je risquais d'y laisser ma peau. Mais ce soir-là, pour conjurer le destin, par arrogance ou par excès de confiance, j'ai accepté. Et au moment précis où j'ai dit « oui », les dés étaient jetés. C'était le début de la fin.

Sur le coup, l'effet de la poudre blanche fut magique. Je me sentais si alerte, si confiante et si bien dans ma peau. J'avais l'impression d'être à l'image des héroïnes de mon enfance. C'était surréaliste. Hélas, cet état d'euphorie n'a duré que quelques minutes, tout au plus. Il m'a donc fallu recommencer pour le retrouver. Et recommencer encore.

C'est ainsi que je me suis mise à consommer régulièrement de la cocaïne dans l'espoir de retrouver cette première sensation euphorique. J'ai tout d'abord imaginé qu'en augmentant ma consommation, elle reviendrait. Et j'ai attendu, attendu. Mais elle n'est jamais revenue.

Dorénavant, ma vie n'était qu'une répétition étourdissante de cette attente obsédante. Mes jours et mes nuits s'enchaînaient dans un tourbillon sans fin entre les moments où je consommais et ceux où je me promettais d'arrêter. Et avec le temps, j'ai compris que j'étais devenue prisonnière : j'avais abdiqué mon entière liberté en faveur d'une poudre blanche. Cette prise de conscience fut des plus douloureuses, me projetant dans un grand désespoir intérieur.

Moi qui depuis ma tendre enfance avais si soif d'indépendance, l'idée même d'être accro à cette drogue m'a plongée dans une profonde souffrance. La peur et la honte m'assaillaient de toutes parts. L'air devint irrespirable. J'ai commencé à étouffer dans ma propre peau. Puis tout a basculé.

Respire ! Respire !

C'est arrivé au milieu d'une nuit. J'étais seule dans mon appartement. Et ce jour-là, j'avais consommé plus que d'habitude. Je me suis réveillée subitement avec une terrible sensation. J'étouffais ! L'air ne passait plus dans mes narines. Mon ventre était comprimé ; il ne se soulevait plus. Mon cœur, lui, battait à tout rompre, comme quand enfant je retenais mon souffle jusqu'au seuil de l'évanouissement. Mais autrefois, je finissais par me remettre à respirer à pleins poumons, alors que cette nuit-là, je n'y arrivais pas. Je ne sentais plus rien. J'étais comme statufiée.

Nous étions en plein été, il faisait chaud dans ma chambre, pourtant je frissonnais de la tête aux pieds. J'étais trempée de sueur. Mes tempes me faisaient mal. Dans ma bouche, un goût amer m'empêchait d'avaler. Une masse brûlante dans ma narine droite m'empêchait de respirer.

La vie, dit-on, ne tient qu'à un fil. Peut-être devrait-on dire qu'elle ne tient qu'à un souffle. La force avec laquelle cette éventualité relança mon instinct de vie me bouleverse encore aujourd'hui, des décennies après. De mon for intérieur surgit un cri de désespoir : « Respire ! Respire ! Respire ! »

Je me suis alors mise à prier. À prier de tout mon être. Je priais pour « mourir » à moi-même, à mes quêtes passionnelles. Je priais pour vivre. Je priais pour avoir droit à un second souffle. Durant ce qui m'a semblé une éternité, j'ai prié.

Puis soudain, au loin, dans le bas-ventre, j'ai éprouvé une sensation furtive. Au même moment, un filet d'air, frémissant et vulnérable, s'est échappé de mes narines. C'était mon souffle. Il était là. Il m'était revenu. Mon corps respirait à peine, mais il respirait tout de même. C'était bouleversant comme sensation. Je n'osais plus bouger, de peur que mon souffle ne disparaisse de nouveau. Mais il tenait bon.

Puis, lentement, j'ai senti mon corps reprendre ses forces. La pression dans mes tempes a diminué et la salive est revenue dans ma bouche. J'étais encore faible et mon souffle, lui, était fragile, mais je m'y suis accrochée comme une naufragée à une bouée de sauvetage.

J'ai passé ainsi une partie de la nuit, silencieuse et immobile, les yeux levés au ciel à remercier la vie. Quel cadeau immense me faisait-elle en me rendant mon précieux souffle ! Elle m'offrait une seconde chance de revenir au monde. Qu'allais-je en faire ?

J'aurais pu consacrer le restant de mes jours à me juger négativement et à regretter ce qui s'était passé, mais j'ai décidé plutôt de tirer une précieuse leçon de cette douloureuse expérience ; j'étais allée au bout de mes quêtes passionnelles, au bout de mes souffles. J'avais touché le fond. Et j'en remontais les mains vides. Le temps était venu d'apprendre à vivre autrement, et cette fois, ce serait différent. J'allais changer, mais *intérieurement.*

Lorsque l'aube s'est levée, il ne me restait qu'une seule chose à faire : boucler mes valises, rentrer au Québec et ne plus gaspiller un seul souffle ni un seul instant du précieux temps qu'il me serait donné de vivre.

2

RENAÎTRE À LA VIE

> *Un souffle oublié est un souffle perdu.*
> *Un souffle conscient est un souffle vivant.*

Vivre autrement

Là où je suis aujourd'hui, il n'y a ni l'immensité de l'océan ni le ciel étoilé de l'Abitibi. Je vis dans une petite ville située sur la Rive-Sud de Montréal. J'exerce un métier un peu insolite : je suis maître yoga. Pour obtenir ce titre, j'ai passé plus de vingt ans à étudier et à pratiquer diverses disciplines, comme le hatha-yoga (les postures du yoga), le pranayama (l'art du souffle), la méditation (l'entraînement de l'esprit) et le qi gong (l'art de la longévité).

Au départ, si je me suis engagée dans ces disciplines, c'était pour moi une façon d'apprendre à mettre à distance des pensées obsédantes, d'apaiser mes émotions perturbatrices et de me soulager de douleurs chroniques. Autrement dit, je cherchais une sorte de refuge pour me mettre à l'abri d'un certain nombre de souffrances.

J'étais loin de me douter que j'enclencherais ainsi une véritable révolution de ma vie intérieure.

De l'extérieur, pour certains, le yoga peut ressembler à un exercice purement physique, mais on aurait tort de n'y voir que cela. Alors que nous sommes continuellement dans l'action et le *faire*, cette discipline nous invite à nous déposer en nous-même. À nous ouvrir intérieurement pour accueillir en toute présence et avec bienveillance notre monde intérieur comme le monde extérieur.

Et contrairement à la croyance populaire, on ne pratique pas uniquement le yoga dans le but de cultiver la force et la souplesse de son corps. Ce serait là se priver des innombrables bienfaits du yoga, dont celui de tracer un trait d'union entre notre corps, notre souffle et notre esprit, mais aussi de s'unir à une « dimension » plus vaste que soi.

Dans sa forme assise, le yoga s'appelle *dhyana* ou méditation. Méditer est une ascèse et un entraînement de l'esprit. En méditant, on apprend à s'ouvrir et à lâcher prise. L'abandon dont il est question est celui de nos tensions physiques et de nos résistances mentales qui nourrissent l'illusion que nous sommes tous différents, séparés les uns des autres. Alors qu'en vérité, nous sommes tous reliés. Nous sommes « un ». Pour arriver à cette réalisation, il faut plonger en soi-même pour y découvrir son essence véritable. C'est là le véritable but du yoga.

Par ailleurs, c'est aussi grâce au yoga que j'ai appris à me servir de mon souffle, que ce soit pour revitaliser mon corps, désencombrer mon esprit, éliminer des tensions physiques, soulager des douleurs, faire face à la peur, traverser un moment de chagrin ou une période de découragement. Depuis, à mon tour, j'ai le privilège d'enseigner aux autres qu'une respiration profonde peut tout changer et comment, lorsque nous respirons avec l'entièreté de notre corps, nous renaissons à nous-même, à la vie, au monde.

Ce que le souffle nous révèle

Depuis toujours, les enseignements des maîtres de sagesse de tous horizons nous indiquent cette même direction : le bonheur, la paix et la liberté intérieure émergent d'une réelle connaissance de soi. Or, quand nous entendons l'expression « se connaître », nous pensons au savoir, à ce que l'on sait de soi-même, alors qu'il ne s'agit pas de savoir qui nous sommes, mais de faire l'expérience d'une partie beaucoup plus profonde de soi.

Pour accéder à cette dimension intérieure, nous devons apprendre comment traverser le mur du mental : c'est-à-dire transcender les barrières de nos pensées, de nos ruminations, de nos projections, de nos attachements et de notre désir de contrôle pour découvrir notre véritable nature. C'est là le grand défi qui nous est donné.

Comment y parvenir ? Commencez par l'observation du souffle, disent ces grands maîtres. Votre souffle peut non seulement vous guider vers ces dimensions profondes, mais il vous révélera de précieuses informations sur vous-même. En effet, notre respiration est le miroir de ce que vous et moi vivons au fond de nous-mêmes. Vous et moi respirons comme nous vivons. Si nous respirons de manière inconsciente, force est d'admettre que nous vivons aussi inconsciemment.

Qu'arrive-t-il lorsqu'on respire inconsciemment ? Nous sommes plus anxieux, plus dispersé, plus stressé. Nous sommes moins connecté à nous-même, moins en lien avec les autres et nous avons, par ce fait même, tendance à vivre davantage à la surface des choses. Et si nous vivons ainsi en pilotage automatique, notre respiration aussi demeurera en surface.

Par contre, en se reliant à son souffle, on respire plus consciemment, on devient plus présent, plus attentif à son corps, à sa manière de penser, à ses émotions, à ses relations avec les autres et avec le monde qui nous entoure. Respirer de tout son être nous énergise physiquement, nous régénère émotionnellement et nous incite à explorer le sens plus profond de l'existence. Cette exploration est sans limites et accessible à tous. S'ouvrir à son souffle, c'est s'ouvrir à la vie. Et c'est là, j'en suis convaincue, l'une des principales clés de la transformation intérieure et de la réalisation de soi.

Tout comme les vagues ont le pouvoir de mettre en mouvement l'immensité de l'océan, le souffle possède ce même potentiel de réveiller la vie au fond de chacun de nous. En pénétrant au plus profond de nos cellules et dans des dimensions éloignées de nous-même, il nous révèle qui nous sommes, mais aussi qui nous avons le potentiel de devenir. Mais il faut d'abord être prêt à faire le travail d'observation de soi pour accéder à cette réalisation. Par où commencer ?

Quand on lui prête attention, notre manière de respirer peut nous révéler de précieuses informations sur l'état de notre monde intérieur, notre relation avec nous-même et avec le monde extérieur. Le point de départ, c'est donc l'observation bienveillante de notre respiration. Cette faculté d'observer quelque chose, sans jugement de valeur, est en chacun de nous. On l'appelle « pleine conscience » ou « pleine présence ».

C'est une qualité d'être qui émerge naturellement quand on prête une attention ouverte et détendue à quelque chose ou à quelqu'un. Par exemple, un souffle oublié est un souffle perdu. Un souffle conscient est un souffle vivant. De la même façon, au moment même où vous prêterez attention à votre souffle, votre respiration prendra toute son importance. Respirer en pleine présence éclaire et donne « vie » à chaque souffle. Voilà notre point de départ.

Lorsque vous aurez appris comment vous relier à votre respiration, vous aurez découvert le fil conducteur pour entrer en relation avec vous-même. Et ce qu'on apprend sur soi en s'observant respirer, on ne peut l'apprendre dans aucun livre : on apprend qui on est véritablement.

Les mémoires du corps

Nous étions au début des années 1990. Après tant de faux pas, mon caractère s'était assagi, les excès qui m'avaient poussée au bord du précipice étaient terminés. Mon sevrage était fait, et ma passion pour le yoga grandissait, cela m'aidait vraiment à vivre de manière plus équilibrée.

J'étais encore au tout début de mes études. Quelques mois auparavant, tout ce que je savais sur cette énergie de vie se limitait à l'inspiration et l'expiration. Mais à présent, le yoga et la méditation occupaient une large place dans mon existence. Sans même pouvoir l'exprimer dans ces termes, je pressentais que ma façon de respirer avait changé et qu'une réelle transformation était en cours. Être ainsi en relation très proche et très directe avec mon souffle signifiait pour moi ne plus être seule. C'était comme un ami fidèle. Peu importait mes états d'âme, il était là. Maintenant et pour le reste de mes jours. Me rendre compte de cela me rassurait et m'apaisait.

De plus, chaque pratique de yoga enseignait à mon corps à demeurer en lien avec le souffle, mais elle apprenait aussi à mon esprit à rester attentif et présent à chaque mouvement. Lorsque je m'exerçais, mes craintes, mes désirs insatiables et mes angoisses disparaissaient. J'apprenais à contester mes envies de toutes sortes, à modérer mes impulsions, à diminuer mes ardeurs. Peu à peu, la sagesse et le discernement qui découlent de cette discipline millénaire commençaient doucement à s'infiltrer en moi.

En revanche, quand la pratique semblait vouloir me mener à lever le voile sur d'anciennes blessures, je résistais. Je refusais de revisiter mon passé. De la même manière que je freinais ma respiration quand j'étais enfant, j'étouffais dans mon corps toute mémoire susceptible de me ramener en arrière. J'avais l'impression que de faire taire cette part de moi-même me préservait de revivre cette souffrance. Mais taire, ce n'est pas oublier. Cela, j'allais l'apprendre à mes dépens au cours d'une prochaine séance de méditation.

Le gong venait tout juste de sonner. Le professeur avait choisi ce jour-là de nous guider dans une observation contemplative de notre respiration. Mais cette fois, je n'y arrivais pas. Dès que je voulais m'en approcher, mon souffle me fuyait. L'instant d'après, il réapparaissait, mais comme un filet d'air qui frôlait à peine le haut de mes poumons.

À force de jouer à ce jeu de cache-cache, mon corps s'est mis à inspirer et expirer à petits coups comme quand, enfant, je retenais mon souffle trop longtemps. Cette mémoire devint si vive, si claire, que j'avais l'impression de me revoir, enfant, mais dans un miroir grossissant. Soudain, je me suis sentie étouffer intérieurement. Heureusement, à ce moment même, le gong a sonné de nouveau pour indiquer la fin de la séance, puis cette vision a disparu.

Cette nuit-là, en me couchant, je ressentis une sensation d'oppression sur mes poumons comme si j'allais hyperventiler. J'avais beau essayer de me calmer, de respirer consciemment, l'inconfort ne disparaissait pas. Et plus la nuit avançait, plus de vieilles peurs surgissaient de nulle part.

Que s'était-il passé ? Est-ce que j'avais trop poussé sur mon souffle ? Je me suis mise alors à penser que j'avais échoué dans cet exercice, ou encore que c'était un message qu'il me fallait peut-être cesser la pratique du yoga. Heureusement, le lendemain, j'ai trouvé le courage de partager avec mon professeur de yoga ce qui s'était passé durant la méditation. Ce qu'il m'enseigna, ce jour-là, allait s'avérer une précieuse prise de conscience pour moi.

En général, dans notre vie moderne, m'a-t-il dit, le stress qui s'accumule jour après jour et année après année s'emmagasine sous forme de tensions dans notre corps. Ces couches de tensions emprisonnent des mémoires qui se trouvent endormies dans nos muscles, dans nos os, dans nos tissus. Souvent, ces tensions corporelles dissimulent aussi des émotions refoulées de notre inconscient.

Mais quand le souffle pénètre dans nos tissus, il peut raviver certaines de ces mémoires. Souvent, lorsqu'on se met à bouger et à respirer de manière plus consciente, comme dans la pratique du yoga, ces énergies dormantes se mettent en mouvement et remontent à la surface de notre conscience afin d'être libérées par le souffle.

Progressivement, ces couches de tensions se fluidifient pour dévoiler des parties de soi-même qu'on a oubliées. En passant d'une respiration mécanique à une respiration consciente, la vie dans notre corps s'éveille. Ce faisant, il arrive parfois que se révèlent alors à nous des parties insoupçonnées : des mémoires refoulées, des émotions étouffées, des peurs inconscientes.

Cette découverte peut être enrichissante, voire même épanouissante, dans la mesure où ces « retrouvailles » se font dans le noble but de nous réconcilier avec ces parties refoulées de nous. Cette expérience peut nous mener à vivre de manière plus authentique. C'était là l'essence de ce que j'étais sur le point de découvrir.

La cage s'ouvre

La première étape serait d'apprendre une série de postures spécifiques pour assouplir et ouvrir mon diaphragme. C'est lui, me dit le yogi, qui possède la clé pour libérer les énergies stagnantes qui sommeillent au plus profond de nous.

Ces mouvements, que l'on peut facilement retrouver dans les livres de yoga, sont composés d'extensions latérales, de douces torsions de la colonne vertébrale et de flexions vers l'arrière. Ces *asanas* (postures) ont une influence hautement bénéfique, non seulement sur nos fonctions respiratoires et digestives, mais aussi sur le rééquilibrage du système nerveux. Ce sont à peu près les mêmes exercices que pratiquent certains professionnels de la voix, les musiciens qui jouent des instruments à vent, les nageurs et les plongeurs en apnée.

Je pressentais que les effets cumulatifs de ces mouvements de yoga pourraient transformer ma relation avec mon souffle. Mais je n'avais pas mesuré l'ampleur de cette transformation. Après quelques semaines d'une pratique quotidienne d'une trentaine de minutes environ, déjà, ma cage thoracique était plus ouverte, je respirais plus librement, mon souffle était plus fluide, mon dos me semblait plus fort et plus droit, mon bassin plus stable et mon cœur plus ouvert.

La seconde étape serait d'apprendre à plonger au cœur de mon être, d'y suivre mon souffle pour qu'il me guide vers ces parties oubliées de moi-même. Malgré ma résistance, je savais qu'il me fallait emprunter ce passage souterrain, car sans ce voyage intérieur, impossible d'aller plus loin sur la voie de la transformation profonde.

L'exercice, dès lors, consistait à m'asseoir patiemment en méditation pour m'ouvrir à ce qu'il m'était donné de voir et de ressentir en moi-même. Au fil de ma pratique, il me fallait cultiver patience et bienveillance quand la tentation de me refermer sur moi-même était grande. En un mot, respirer ne devait plus être le simple fait de vider et de remplir mes poumons, mais d'amorcer un dialogue intérieur avec mon corps, mon cœur et mon esprit. Il me fallait donc ne rien forcer ni ne rien rejeter dans cet échange, mais simplement en demeurer le témoin. Ce n'était pas facile pour moi car ma nature impétueuse me poussait souvent à vouloir imposer ma volonté, à redoubler d'efforts pour qu'arrivent plus vite des résultats. Il me fallait donc modérer mes ardeurs.

Cette prise de conscience m'incita à ralentir et à prêter une plus grande attention à ce qui se passait en moi, tout particulièrement durant les exercices d'assouplissement. Au fur et à mesure que je les pratiquais, mon diaphragme s'assouplissait, mon souffle se fluidifiait et mon corps se détendait. J'avais l'impression d'être enfermée dans une cage et que la porte de cette cage maintenant s'ouvrait. J'y découvrais mon monde intérieur. Et je m'exerçais à l'habiter plus consciemment.

Grâce à cette exploration, j'apprenais à mieux reconnaître les besoins de mon corps et j'entendais mieux ses messages. Je pouvais ressentir davantage mes états d'âme et comment ils influençaient, tour à tour, mon processus respiratoire. Selon mes humeurs, mes rencontres et les expériences vécues dans mon quotidien, je percevais les fluctuations dans ma respiration.

Par exemple, si mon souffle était court et saccadé, je savais que j'avais besoin de m'asseoir en méditation pour calmer mon mental. Si mon souffle était faible et fuyant, il me fallait allonger mes heures de sommeil et de repos. Et s'il était rapide et superficiel, ou s'il devenait plus agité face à une personne, une situation ou dans une circonstance particulière, je regardais du côté de mes émotions. En m'observant respirer, j'apprenais à me découvrir sous un autre jour et à mieux me connaître. Ces nouveaux liens entre mes états d'âme et mon souffle, bien que subtils, m'aiguillaient pour mieux percevoir le flux de mes émotions au quotidien. Grâce à ces connaissances nouvelles, j'avais l'impression de reprendre contact avec une amie que j'avais perdue de vue depuis longue date : moi-même !

respirons

Cultiver le calme intérieur
Exercice

L'exercice qui suit est un puissant moyen pour cultiver le calme intérieur. Il peut être pratiqué à n'importe quel moment de la journée, plusieurs fois par jour, pendant quelques minutes ou plus.

- Asseyez-vous dans un endroit calme où vous vous sentez bien et où vous pouvez facilement vous intérioriser. Posez vos pieds à plat au sol, maintenez le dos droit, mais détendu, les épaules basses et le torse dégagé.
- Prenez trois profondes respirations pour vous détendre. Par la suite, respirez naturellement.
- Lorsque vous vous sentirez centré et détendu, reliez-vous à votre souffle. Autrement dit, n'y changez rien, ne faites que le ressentir de l'intérieur.
- Posez maintenant une main sur le cœur et l'autre sur le bas-ventre. Ce simple geste aura pour effet de calmer votre corps, de lui apporter un réconfort.

- Continuez pendant une à deux minutes en respirant à la fois dans la main posée sur votre bas-ventre et dans celle posée sur votre cœur.

À présent, lisez tranquillement ce qui suit afin de laisser chaque phrase résonner et « respirer » au plus profond de vous-même :

- À la seconde même où vous avez vu le jour, votre souffle était là. Depuis, peu importe ce qui vous arrive ou ce qui ne vous arrive pas, il est là. En tout temps, en tout lieu, à travers les hauts et les bas de l'existence, fidèle, il vous accompagne.
- De vous, il sait tout. Il connaît vos espoirs et vos peurs. Vos rêves et vos désillusions. Vos succès et vos échecs. Vos gains et vos pertes. Vos bonheurs et vos tempêtes intérieures.
- Alors que votre cœur pourrait sauter un battement, ici et là, votre précieux souffle, lui, ne s'arrête jamais. Et jusqu'à la toute fin de votre vie, vous pourrez compter sur lui.
- C'est votre fidèle compagnon. Votre précieux partenaire de vie. La pire des choses serait de perdre l'émerveillement devant ce miracle qu'est votre respiration.
- Alors, dès maintenant, que votre souffle soit long ou court, qu'il soit superficiel ou profond, que ce geste respiratoire vous soit confortable ou non, appréciez chaque respiration. Surtout, prenez plaisir à respirer. Déjà, en respirant ainsi, vous vous sentirez encore plus vivant qu'avant.

Cet exercice, parce qu'il vous relie à votre souffle, vous apportera une sensation de détente physique, un sentiment de tranquillité intérieure, mais aussi plus de confiance en vous-même.

Pour clore la pratique, prenez un moment pour fermer les yeux et appréciez sincèrement ce miraculeux vent qui vous garde vivant.

En pleine présence

Quand j'ai commencé à pratiquer l'art du souffle, j'ai vite réalisé à quel point je vivais déconnectée de mon corps. Continuellement j'étais perdue, dans ma tête, dans le monde de mes pensées, de mes fantaisies, de mes projections. Préoccupée par tel ou tel projet à venir, obsédée par tel ou tel désir, je passais perpétuellement à côté du moment présent.

Lorsque nous sommes ainsi happé par notre mental ou que nous passons un grand nombre d'heures branché sur le monde virtuel, nous sommes coupé du monde de nos sens. Et le souffle, lui, appartient au monde sensoriel. C'est la raison pour laquelle, dans une journée, nous expérimentons de grandes baisses d'énergie. Dès qu'on perd le lien avec le souffle, on perd le fil qui nous relie au monde du vivant.

En revanche, en nous reliant davantage à nos sens, et plus particulièrement à notre façon de respirer, nous apprenons à nous découvrir. Nous ressentons plus clairement les messages de notre corps, nous renouons avec notre intuition, nous développons une plus grande capacité à gérer notre énergie physique et mentale. Jour après jour, nous cultivons une relation plus riche et profonde à nous-même. Ces nouveaux liens, bien que subtils au départ, se solidifient avec le temps. Telles des boussoles qui nous aiguillent intérieurement, nos respirations nous ramènent paisiblement au corps et à notre expérience de l'instant présent. Voilà ce que c'est que de vivre sa vie en pleine présence.

Et quand nous respirons en pleine conscience, le souffle déploie ses nombreux pouvoirs comme celui de relancer la circulation sanguine, d'éliminer les toxines, les tensions physiques et mentales, d'aider à soulager ou à mieux vivre avec la douleur, de revitaliser un corps fatigué et de pacifier un esprit agité. Dès que nous respirons de tout notre être, le souffle déploie son potentiel de guérison en nous-même. Respirer, en étant pleinement présent à soi-même, est à la base de l'amour de soi. C'est là, l'effet transformateur du souffle dont parlaient les maîtres du yoga dans les textes anciens. Dans les années à venir, maintes et maintes fois, j'en ferai l'expérience.

3

APPRENDRE
À « BIEN » RESPIRER

> *« Mais d'où vient ce souffle ? »*
> *demande un jeune moine à son maître.*
> *« Il est le "produit" du vivant »,*
> *répond le vieux sage.*

Un univers fascinant

J'en savais maintenant un peu plus sur le souffle et, par conséquent, sur moi-même. Au cours de ma deuxième année de formation pour devenir professeur de yoga, j'allais découvrir à quel point le corps est un instrument fascinant, complexe, et extrêmement sophistiqué en étudiant de plus près son mouvement respiratoire.

Tout d'abord, l'air pénètre dans le système respiratoire par le nez et par la bouche. On inspire de l'oxygène. On expire du gaz carbonique. Le corps se sert de l'oxygène pour produire de l'énergie et il se débarrasse du gaz carbonique qui est un déchet. Soixante-dix pour cent des déchets de notre organisme sont éliminés par la respiration qui se fait en deux mouvements : l'inspiration et l'expiration.

À chaque inspiration, le volume de notre cage thoracique augmente pour permettre la pénétration de l'air et il diminue dès qu'on le rejette, à chaque expiration.

Cette alternance de mouvements définit le rythme respiratoire.

En moyenne, nous respirons environ vingt-cinq mille fois par jour, soit environ quinze fois par minute. Ce rythme peut varier selon notre âge, notre poids ou notre état de santé. Il peut aussi augmenter selon nos efforts physiques et diminuer durant nos périodes méditatives, d'inactivité ou de sommeil.

Ces mouvements d'expansion et de contraction sont effectués par une série de muscles. La manière dont nous activons ces muscles détermine si nous respirons correctement ou non. De tous, le muscle le plus important à utiliser pour bien respirer est le diaphragme.

Considéré comme le « cœur » du processus respiratoire, le diaphragme, en forme de dôme, sépare le tronc en deux parties : le thorax au-dessus, le ventre au-dessous. Son mouvement ressemble à celui d'un piston : à l'inspiration, le diaphragme s'ouvre et descend ; à l'expiration, il se ferme et remonte. Nous respirons donc grâce à ce grand muscle qui se contracte de manière active sur l'inspiration et qui se relâche de manière passive sur l'expiration.

Le diaphragme n'est pas une cloison fermée, puisque de nombreuses structures vitales le traversent. Parmi elles, mentionnons l'aorte qui transporte le sang oxygéné dans toutes les parties du corps à l'exception des poumons ; la veine cave inférieure qui ramène au cœur le sang désoxygéné du bas du corps ; l'œsophage qui achemine les aliments vers l'estomac ; et de nombreux

nerfs. On ne pourrait poursuivre sans mentionner ces autres parties du corps qui agissent ensemble dans l'acte respiratoire :
- le pharynx, situé entre le nez et la trachée, travaille de concert avec le larynx pour contrôler l'ouverture et la fermeture du tube respiratoire ;
- le larynx qui, pendant un repas, ferme l'accès aux voies respiratoires pour que la nourriture soit dirigée vers le tube digestif ;
- la trachée conduit l'air aux bronches ;
- les bronches sont deux tubes qui conduisent l'air aux bronchioles dans chaque poumon ;
- les bronchioles conduisent l'air aux alvéoles ;
- les alvéoles sont de minuscules pochettes. Nos poumons en contiennent environ 300 millions. Les échanges gazeux se font dans les alvéoles ;
- les poumons reposent sur le diaphragme et sont protégés par la cage thoracique.

Qu'est-ce qu'une bonne respiration ?

Une bonne respiration possède cinq qualités : elle est profonde, régulière, égale, silencieuse et ininterrompue. Cela signifie qu'elle est favorisée par les mouvements du diaphragme, qu'elle s'écoule sans soubresauts ni agitation, que l'inspiration est de longueur égale (ou presque) à l'expiration, qu'elle se fait en silence, naturellement et sans effort.

Bien que l'acte de respirer procure de l'oxygène à notre corps, qu'il pompe des fluides riches en nutriments à travers notre système lymphatique, qu'il élimine des déchets de notre organisme, qu'il masse nos organes et qu'il contribue à la souplesse et à la lubrification de nos articulations, ce n'est pas qu'une simple fonction physiologique. Par notre souffle, nous pouvons accéder à notre monde intérieur et découvrir ainsi notre essence spirituelle.

Dans bien des traditions, le souffle est considéré comme le fondement de la spiritualité. Pour les yogis, par exemple, c'est le lien sacré entre le Divin et l'être humain. En méditation zen, on l'utilise alors comme support pour enseigner à l'esprit que la vraie nature des choses est impermanente et sans forme. Chez les bouddhistes comme chez les pratiquants de la méditation de pleine présence, le souffle est un précieux outil pour entraîner l'esprit à demeurer, calme et centré, dans l'instant présent. Pour les taoïstes, c'est le flux de l'énergie vitale qui imprègne le corps, mais aussi l'univers.

Ce magnifique poème du maître chinois Mazu Daoi nous parle du souffle en ces termes inspirants :

> « Pendant la méditation,
> le ki – le souffle – se fortifie.
> Devenu salive, il descend vers le bas,
> remonte avec la respiration,
> ne se dissipe pas,
> n'est jamais dispersé.
> S'il descend, il ne faut pas qu'il s'écoule.
> Et s'il monte, il ne doit pas s'échapper.
> Ainsi monte-t-il et descend-il
> dans une rotation sans fin.

Entraînant et ramenant dans son voyage
les esprits subtils du corps,
il les raffine par l'attention toujours soutenue
de la conscience du méditant,
jusqu'à ce qu'il parvienne à la vertu céleste[1]. »

---

1. Mazu Daoi (709-781), cité par Marc de Smedt, *Retrouver l'esprit de la méditation*, Éditions du Relié, 2014, p. 94-95.

respirons

Revitaliser le corps et l'esprit
Exercice

Le souffle peut être à la fois une merveilleuse expression poétique, mais aussi un fabuleux outil pour revitaliser notre corps et notre esprit. L'exercice qui suit consiste à inspirer et à expirer avec la même durée. Cet équilibre entre vos inspirations et vos expirations libère dans le corps des hormones de bien-être qui luttent contre la fatigue, l'anxiété et le stress.

- Prenez le temps de vous asseoir dans une position stable et confortable. Conservez le dos droit, les épaules basses et le ventre détendu. Ce positionnement sera fort bénéfique pour assurer la circulation optimale du souffle.
- Tout comme un musicien prend le temps de s'accorder à son instrument, prenez le temps de vous accorder à votre souffle, d'être en harmonie avec lui. Tout en vous détendant intérieurement, observez-le attentivement. Surtout, n'en faites pas une technique : cela introduirait une distance entre

vous et le souffle. Soyez simplement le témoin bienveillant de ses mouvements d'inspiration et d'expiration.
- Il n'y a rien d'autre à faire que de vous laisser respirer et d'observer vos mouvements d'inspiration et d'expiration pendant deux à trois minutes. Attentif au souffle qui vient, inspirez. Attentif au souffle qui va, expirez.
- Fermez vos sens aux bruits du monde et aux sollicitations extérieures, pour couper le lien avec le mental vagabond. Où que vous soyez, la respiration doit devenir l'unique centre de votre attention.
- Maintenant, comptez lentement jusqu'à trois durant l'inspiration et faites de même durant l'expiration. Lorsque vous vous sentirez à l'aise avec cette durée, vous pourrez l'augmenter à un compte de quatre, cinq, six et progresser ainsi jusqu'à dix.
- Poursuivez cet exercice durant cinq à dix minutes, selon vos besoins et votre degré de confort. À la fin de votre pratique, accordez-vous une à deux minutes de repos pour ressentir les bienfaits de cette technique respiratoire.
- Au quotidien, que ce soit au bureau ou dans le métro, dans une file d'attente ou en préparant un repas, dès que vous sentirez le besoin de revitaliser votre corps ou d'affûter votre esprit, revenez à cet exercice. Pratiquez-le souvent, en tout lieu, en tout temps.

Rien ne se perd, rien ne se crée

À mesure que ma pratique évoluait et que mon expérience s'approfondissait, j'en découvrais chaque jour davantage sur le souffle. Par exemple, ce fait intéressant : que toute respiration est composée d'un élément de douce tension et d'un élément de relaxation. Cette douce tension, je pouvais la ressentir dans mes inspirations. Quant à la relaxation, je la découvrais au cœur de mes expirations. L'équilibre entre ces deux éléments étant essentiel dans l'art du souffle, je m'exerçais donc à le respecter.

Un jour, alors que je feuilletais des livres à la bibliothèque, je suis tombée par hasard sur une information qui allait changer à jamais ma façon de concevoir mes respirations. En fait, je savais déjà que chaque fois que je respirais, mon corps échangeait des molécules de dioxyde de carbone provenant de mon monde intérieur, contre des molécules d'oxygène venant de l'air ambiant. Mais ce jour-là, j'ai lu ce texte qui m'a ouvert les yeux sur la profondeur de cet échange énergétique.

En effet, au sujet de cet échange, le professeur et auteur taoïste Dennis Lewis écrivait ceci[1] :

> « Chaque fois que nous inspirons, nous absorbons environ 10^{22} atomes d'air, y compris environ un million des mêmes atomes d'air inspirés par Lao-tseu, Bouddha, Jésus-Christ et tout autre être humain ayant vécu sur Terre. Chaque fois que nous expirons, nous renvoyons ces atomes dans l'atmosphère afin qu'ils soient régénérés pour les générations actuelles et futures. »

De nos jours, nous savons par le biais des recherches scientifiques, qu'il existe des champs électromagnétiques autour de notre planète. Dans ces vibrations énergétiques, rien ne se perd, rien ne se crée. Or, ce souffle qui nous traverse des milliers de fois par jour est tellement plus qu'un simple mécanisme respiratoire : c'est le lien précieux qui nous relie non seulement à tout ce qui vit, mais aussi à tout ce qui a vécu jusqu'ici !

J'ai fait une autre découverte étonnante : saviez-vous qu'au fil de notre existence tous les atomes de notre corps sont remplacés par d'autres atomes venus de l'extérieur ? Et, devinez quoi, cet échange de matière se fait par l'intermédiaire de la respiration. Ainsi, tout au long de notre vie, nous nous métamorphosons intérieurement, en moyenne tous les sept ans, presque du tout au tout. Respirer, c'est aussi se réinventer intérieurement.

---

1. Dennis Lewis, *Le Tao de la respiration*, trad. de l'anglais par Annie Ollivier, Éditions Le Jour, Montréal, 2008.

respirons

Laissez-vous respirer
Exercice

L'art du souffle est, avant toute chose, une expérience naturelle et sensorielle. Le but premier en respirant n'est pas de « faire » quelque chose, mais d'éprouver la sensation du souffle qui circule dans votre corps. C'est pourquoi dans la pratique qui suit assurez-vous d'être détendu. Ne fournissez pas trop d'efforts. N'en faites pas un exercice de volonté. Autrement dit, laissez-vous respirer. Dans ces trois mots, tout est là.

- Que vous soyez assis, debout ou allongé, prenez quelques respirations longues et profondes pour relâcher vos tensions et vous détendre physiquement et mentalement.
- Lorsque vous vous sentirez calme et centré, prêtez attention au souffle qui vous arrive. Ressentez l'inspiration. Ressentez l'expiration. Faites-le lentement. Consciemment. Suivez attentivement chaque souffle. Voyagez sur son chemin.

- Puis, après quelques minutes de respiration consciente, laissez ces questions respirer en vous-même : dans la vie, en général, votre respiration est-elle facile ou difficile ? Confortable ou inconfortable ? Avez-vous parfois l'impression de manquer d'air ? De manquer d'espace ? Répondez librement et sans poser de jugement de valeur.
- En ce moment même, ressentez-vous une émotion particulière lorsque vous observez votre souffle (angoisse, stress, nervosité, calme, bien-être) ?
- Dans quelle partie est-elle la plus notable ? Dans la gorge ? La poitrine ? L'abdomen ? Le dos ?
- Maintenant, pouvez-vous ressentir les diverses sensations du souffle associées à cette émotion ? Observez attentivement, car instant après instant, le souffle est différent. Tantôt il est calme, tantôt il est agité. Tantôt rafraîchissant, tantôt bouillant. Tantôt rapide. Tantôt lent. Tantôt subtil et rapide.
- Maintenant que nous avons fait le survol des diverses facettes du souffle, le plus important des souffles, celui qui compte vraiment, c'est celui qui vient. Assurez-vous d'être présent pour l'accueillir, le ressentir, puis laissez-le partir. Faites-le en pleine conscience encore quelques instants.
- Pour clore cet exercice, déterminez l'intention de poursuivre cette pratique, ici et là, quelques minutes, au cœur même de vos activités, et ce tout au long de votre journée.

C'est en s'observant respirer, en éprouvant les différentes sensations du souffle qu'on arrive à améliorer notre manière de respirer. Plus vous prendrez l'habitude d'explorer ainsi le souffle en vous, plus il vous sera facile de travailler avec lui. Armez-vous de patience, toutefois, car ce n'est pas en quelques minutes qu'on peut arriver à changer des années de conditionnements. Mais, avec le temps, vous y parviendrez et les résultats en valent largement la peine, croyez-moi !

Une force de vie

Dans les médecines ayurvédique et chinoise, le souffle est considéré comme un élément des plus puissants. Pour être en bonne santé, ces vents doivent être équilibrés, car lorsqu'ils sont déséquilibrés, ils peuvent provoquer des maladies de toutes sortes. Par exemple, un mental dispersé, un sommeil agité, une digestion faible ou une inflammation dans nos tissus pourrait être attribuable à un déséquilibre de ces « vents » intérieurs. Il existerait donc un lien direct et profond entre notre vitalité et l'air qui anime notre organisme.

Pour être pleinement nourris en énergie vitale, nous devons prendre grand soin de ces vents, disent les yogis. Comment ? À travers la qualité des aliments que nous consommons, une bonne respiration, l'activité physique, un sommeil profond et réparateur et l'équilibre de nos émotions.

À cet effet, ils considèrent le souffle *prâna* comme un outil de soin thérapeutique.

Ils nous recommandent donc de veiller à ne pas gaspiller nos précieux souffles. Comment y parvenir ?

À travers différentes disciplines énergétiques comme le yoga, le qi gong, le tai-chi, le kung-fu ou la méditation zen, des millions de personnes s'exercent chaque jour à emmagasiner leur souffle en une force intérieure, réelle, concrète et profonde.

Toujours selon les maîtres du yoga, chaque être vivant arrive sur terre avec un nombre de souffles prédéterminé. Un peu comme la date de péremption d'un aliment, lorsque nous atteignons notre dernier souffle, nous quittons notre forme terrestre. Bien qu'il nous soit impossible d'accroître ce nombre, nous pouvons accroître notre longévité en allongeant nos souffles. À cet effet, ils ont élaboré une science de la respiration, appelée « pranayama » ou « science du souffle », qui a traversé les âges. Pour mieux saisir l'essence de cette discipline millénaire, on peut décomposer ce mot sanskrit en deux termes : *prâna*, l'énergie vitale ; et *âyâma*, qui signifie « longueur », « extension », mais aussi « contrôle ». Ici, le « contrôle » n'est pas tant d'exercer notre volonté sur le souffle que de répartir, emmagasiner et distribuer équitablement cette force de vie dans toutes les sphères de notre organisme.

Traditionnellement, l'enseignement du pranayama intervenait après que les postures de yoga étaient bien maîtrisées. La raison était qu'on pratiquait les asanas, en premier lieu, afin d'ouvrir et de renforcer le corps pour qu'il puisse bien assimiler le souffle.

Malheureusement, de nos jours, la plupart des gens ne savent pas qu'il existe un lien très étroit entre la posture du corps, notamment l'alignement de la colonne vertébrale, le système nerveux et le souffle.

La colonne vertébrale, c'est l'espace tubulaire dans lequel circule l'énergie du souffle. Plus elle est allongée, plus votre souffle sera libre de circuler. Imaginez ceci un instant : si je courbe le dos ou si j'affaisse la poitrine, si je hausse les épaules ou si j'incline la tête, le mouvement du diaphragme est limité. Résultat ? Le souffle sera court et saccadé. À l'inverse, si la colonne vertébrale est bien déployée, que la tête est droite, que la région du cœur est ouverte et que les épaules sont détendues, le souffle sera fluide. De nos jours, ces enseignements demeurent tout aussi pertinents et précieux.

respirons

Accroître votre énergie vitale
Exercice

Pour optimiser les bienfaits de cet exercice, je vous recommande de le pratiquer l'estomac quasi vide. Le matin au lever ou le soir avant le coucher serait le moment idéal.

- Commençons avec l'observation de la relation entre le souffle et le positionnement du corps. Peu importe où vous êtes pour l'instant, ne changez rien à votre posture et focalisez-vous simplement sur votre respiration. Vous semble-t-elle circuler librement ? En éprouvez-vous une sensation agréable, neutre ou désagréable ? Votre souffle vous semble-t-il court ou long ?
- Maintenant, découvrons ensemble l'importance de la verticalité de la posture dans la respiration. Que vous soyez assis ou debout, assurez-vous que vos pieds sont bien à plat au sol, que votre dos est droit, que vos épaules sont détendues et que votre colonne vertébrale est déployée, et ce, de

la base du coccyx jusqu'au sommet de votre tête. Ressentez-vous la différence dans votre manière de respirer ?
- À présent que vous avez adopté une posture extérieure verticale qui permet à la respiration de bien circuler, l'étape prochaine pour absorber l'énergie vitale du souffle consiste à trouver le juste équilibre entre la fluidité du souffle qui s'écoule vers le bas-ventre et l'immobilité de la posture. Vous devriez y parvenir aisément en relâchant toute tension dans le bas-ventre, mais sans abandonner votre corps à la gravité, c'est-à-dire sans vous avachir.
- Ce mouvement de libération des tensions dans le bas-ventre accroît grandement votre capacité à absorber toutes les énergies contenues dans votre souffle. C'est en libérant le bas-ventre de toutes les tensions qu'on arrive à cultiver un sentiment d'enracinement en soi-même. En effet, cet abandon de notre résistance intérieure fait fondre la rigidité de la posture. Ainsi, la personne qui est pleinement ancrée dans son *hara*, son bas-ventre, disent les maîtres zen, possède une force intérieure et une stabilité mentale étonnantes.

Maintenant, la prochaine étape est d'apprendre à bien respirer. En d'autres mots, d'apprendre à respirer de tout votre être grâce à l'exercice qui suit.

respirons

Apprendre à « bien » respirer
Exercice

Après la pratique des exercices précédents, la découverte du bon alignement de votre posture ainsi que celle de votre centre vital, vous êtes maintenant prêt à faire l'expérience d'une respiration dite « complète ».

La respiration complète, c'est la voie royale qui mène à l'art suprême du souffle. Cette technique simple et naturelle vous permettra non seulement de pacifier votre mental et de préserver votre énergie vitale, mais aussi de l'emmagasiner dans vos centres de vitalité : les cellules, les glandes, les organes ; et les systèmes sanguin, nerveux, lymphatique et respiratoire.

Je vous recommande de pratiquer cet exercice le matin ou le soir, ou à tout autre moment où vous ne vous sentez pas bousculé par le temps, particulièrement les jours où vous êtes en panne d'énergie, de concentration ou de créativité. Vous constaterez rapidement le bien-être physique et mental qui découle d'une telle respiration.

Une dernière précision avant de commencer la pratique : c'est en équilibrant l'inspiration et l'expiration que vous arriverez à cultiver en vous-même une sensation d'énergie doublée d'un effet de profonde détente.

Commençons par la respiration abdominale

- Assurez-vous d'adopter une posture respiratoire stable et confortable.
- Relâchez les muscles du cou, des épaules et du torse. Détendez l'intérieur du ventre, puis, doucement, placez une main sur l'abdomen, au-dessus du nombril, et l'autre sur la poitrine.
- Maintenant, expirez complètement par le nez pour vider vos poumons.
- Ensuite, inspirez lentement par le nez pour remplir d'abord le ventre. À l'inspiration, vous devriez ressentir que le ventre se soulève ; sur l'expiration, il s'abaisse. Vous devriez aussi sentir que la main du bas bouge et que l'autre demeure immobile.

Une fois que vous aurez éprouvé cette sensation, détendez-vous quelques secondes, puis passez à l'étape suivante.

Respiration diaphragmatique ou thoracique

- Placez les mains sur les côtes flottantes. Les pouces vers l'arrière ; les quatre autres doigts vers l'avant.
- Expirez complètement, puis inspirez par le nez.

- À l'inspiration, vous devriez ressentir que les côtes s'ouvrent et se soulèvent ; les mains s'éloignent l'une de l'autre. À l'expiration, les côtes se referment et retrouvent leur position initiale ; les mains se rapprochent. Répétez cet exercice plusieurs fois.

Une fois que vous aurez bien ressenti ce mouvement, passez à l'étape suivante.

Respiration claviculaire

(Soyez attentif, car cette sensation risque d'être plus subtile et de plus faible amplitude que les deux respirations précédentes.)
- D'abord, placez les mains sous les clavicules.
- Expirez pour vider vos poumons.
- Inspirez par le nez, lentement.
- À l'inspiration, la poitrine monte et les clavicules se soulèvent. À l'expiration, le torse redescend et les clavicules reprennent leur position initiale. Après quelques cycles de respiration, lorsque vous aurez ressenti cette sensation, détendez-vous de nouveau quelques secondes.

À présent, vous êtes prêt pour effectuer une respiration complète.
- Inspirez profondément en combinant et en reliant d'un seul souffle les trois régions : abdominale, diaphragmatique et claviculaire, puis expirez lentement et complètement. Recommençez trois fois. Pour clore cet exercice, laissez votre corps tout entier respirer par lui-même pendant quelques secondes.

En pratiquant cet exercice de cinq à dix minutes, idéalement deux fois par jour, votre niveau de stress diminuera grandement, vous ferez l'expérience d'une meilleure concentration, d'une meilleure digestion et d'un sommeil plus réparateur. Enfin, vous constaterez également qu'il vous sera plus facile de préserver, au quotidien, vos énergies physiques et mentales.

Respirer par le nez

J'ai appris, par mon expérience, que consciemment ou inconsciemment nous construisons nos propres prisons intérieures. Nous cultivons ainsi l'illusion que nos habitudes de vie, bonnes ou mauvaises, nous protègent. Qu'elles nous procurent un certain réconfort. Alors nous nous accrochons à ces vieux conditionnements qui nous incitent à répéter, encore et encore, les mêmes pensées, les mêmes paroles, les mêmes actions.

Mais il arrive un moment dans la vie où chacun se doit de lever le voile sur cette réalité illusoire. Et le temps était venu pour moi de faire face à mes contradictions. Or l'une d'entre elles était directement reliée à ma respiration. Malgré ma pratique du yoga comme précieux outil pour renouer avec mon souffle, je continuais de fumer, de temps à autre. Mentalement, j'avais érigé un mur de résistance au changement. Et je me coupais ainsi de ce dont j'avais le plus besoin : respirer librement.

En fait, j'avais peur d'arrêter de fumer parce que j'avais l'impression que ce geste symbolisait encore mon indépendance. Mais je le savais fort bien : cette illusion se rattachait à ma vie d'adolescente, à ce sentiment de liberté tant recherché. Si j'étais incapable de choisir de fumer ou de ne pas fumer, je n'étais pas vraiment libre. Cette fois, je devais trancher : soit je demeurais prisonnière à vie de ce vieux conditionnement, soit je me libérais dès maintenant.

Un soir, en rentrant à la maison, j'ai pris la décision non négociable d'arrêter. Cesser de fumer serait mon premier geste concret pour briser des chaînes qui me rattachaient au passé.

Durant les semaines qui suivirent, maintes et maintes fois, j'ai ressenti l'irritabilité, l'anxiété et le déficit d'attention liés au sevrage de la nicotine dans mon organisme. Et pour me soulager, je respirais lentement par le nez.

« Respire par le nez ! » Vous est-il déjà arrivé de recevoir ce précieux conseil ou de le prodiguer à quelqu'un de votre entourage ?

Sachez que d'excellentes raisons justifient la perpétuation de cette invitation. En effet, ce n'est pas un hasard, vous diront les yogis, si la nature vous a donné deux narines et une seule bouche. Le nez est fait pour respirer. La bouche, quant à elle, est réservée à la nourriture. Quand nous inspirons et expirons par le nez, l'air est nettoyé des poussières, des bactéries et des allergènes grâce aux poils nasaux. Il est ensuite humidifié par les muqueuses nasales et réchauffé par la température du corps. C'est donc un air chaud et purifié qui pénètre dans nos poumons et oxygène notre organisme.

Quand on respire par la bouche, l'air n'est pas nettoyé ; des particules de toutes sortes peuvent ainsi pénétrer librement jusqu'aux poumons. Bien entendu, si la respiration nasale est impossible à cause d'un problème de santé, mieux vaut respirer par la bouche. Cette forme respiratoire peut s'avérer essentielle dans les activités où l'on doit reprendre son souffle rapidement (par exemple chez les coureurs, les nageurs, les chanteurs ou les musiciens qui jouent des instruments à vent).

Comme vous le découvrirez par vous-même, il existe de nombreuses techniques respiratoires et plusieurs écoles de pensée sur le sujet, les sages yogis de l'Inde, le Bouddha et les maîtres taoïstes, favorisent une respiration naturelle et complète. C'est celle avec laquelle on tire le maximum d'énergie de l'air inspiré et le maximum de détente de l'air expiré. Cette respiration lente, ample, profonde et silencieuse avec laquelle vous êtes venu au monde ; celle qu'on observe chez un nouveau-né.

À ce sujet, il y a deux mille six cents ans, le Bouddha enseignait à ses disciples que la meilleure façon de respirer est celle qui accueille le souffle avec le corps tout entier : « Quand vous inspirez, inspirez par tout le corps. Quand vous expirez, expirez par tout le corps. C'est la voie qui nous mène vers la paix intérieure. »

respirons

Cultiver l'équilibre intérieur
Exercice

Pour parvenir à cet état d'être qu'on appelle *paix intérieure*, nous devons trouver le juste équilibre, dans notre vie de tous les jours, entre faire et être, entre action et repos, entre calme et passion, entre désir et lâcher-prise.

L'exercice qui suit, appelé la respiration alternée ou *nadi shodana*, peut nous aider à atteindre et à maintenir cet équilibre. Son intérêt tient au fait que le souffle, en alternant entre les deux narines, harmonise les deux hémisphères du cerveau. Environ toutes les quatre-vingt-dix minutes, l'air pénètre davantage dans une narine que dans l'autre. Par exemple, si on respire surtout avec la narine droite, l'hémisphère gauche, la partie dite « logique » de notre cerveau, prédomine. Quand on respire avec la narine gauche, c'est notre hémisphère droit, la partie créative et intuitive de notre cerveau, qui sera le plus sollicité. La pratique de la respiration alternée purifie et équilibre les canaux éner-

gétiques. Au bout d'une dizaine de respirations, vous ressentirez un relâchement des tensions physiques et l'apaisement de votre esprit.
- Avant de commencer, assurez-vous que vos voies nasales sont bien dégagées. Puis asseyez-vous confortablement, le dos droit. Reposez la main gauche sur votre cuisse gauche. Inspirez par le nez, puis expirez complètement.
- À l'aide du pouce droit, pressez délicatement sur le creux de la narine droite pour la fermer.
- Inspirez par la narine gauche. À la fin de l'inspiration, fermez la narine gauche avec l'annulaire et libérez la narine droite. Puis, tout en conservant la narine gauche fermée, expirez lentement par la narine droite.
- À présent, tout en maintenant la narine gauche fermée, inspirez de la narine droite, et une fois les poumons pleins, bouchez de nouveau la narine droite avec le pouce, libérez la gauche puis expirez lentement et complètement par la narine gauche. Vous venez d'effectuer un cycle respiratoire.
- Au début, je vous recommande d'effectuer cinq cycles par séance. Un cycle devrait durer environ 30 à 40 secondes en moyenne. Par la suite, vous pouvez progressivement augmenter la durée en effectuant dix cycles par séance.

Note : si vous êtes débutant, assurez-vous que vos inspirations et expirations sont de même durée. Par exemple, inspirez sur un compte de quatre, expirez sur un compte de quatre. Après quelque temps, si la pratique devient confortable, vous pourrez augmenter graduellement cette durée.

Un point intéressant : nous sous-utilisons nos narines dans l'acte de respirer. Les ailes du nez contiennent de petits muscles dont la fonction principale est de « prendre l'air ». En s'activant et en s'écartant, ces derniers facilitent l'entrée d'oxygène dans les narines, dirigent son courant vers les fosses nasales où les terminaisons sont les plus sensibles et les plus nombreuses. Résultat ? Lorsqu'on inspire, cette ouverture des narines apporte une vitalité plus grande à tout notre organisme et lorsqu'on expire, une détente plus régénératrice et profonde de notre système nerveux. Comment cela se produit-il ?

La respiration alternée, parce qu'elle nettoie les circuits énergétiques du corps (appelés *nadis*) et harmonise nos énergies physiques et mentales, peut s'avérer bénéfique pour contrer la fatigue, l'insomnie, le manque de concentration, soulager les migraines et les maux de tête.

Pour certains, cet exercice produira les effets souhaités, tandis que pour d'autres, il sera plus bénéfique d'essayer une autre méthode respiratoire. Autrement dit, chacun doit trouver sa propre manière d'atteindre l'équilibre intérieur avec son propre souffle.

L'essentiel dans toute pratique, c'est d'habiter votre corps, d'écouter ses messages, de respecter son rythme et de mettre de côté toutes les méthodes respiratoires qui ne répondent pas à vos besoins.

« N'écoutez les conseils de personne, sinon du vent qui passe et nous raconte l'histoire du monde », disait Claude Debussy. Le même conseil s'applique dans l'art du souffle.

4

À LA RENCONTRE DE SOI

Reprendre le contrôle de son souffle, c'est reprendre le contrôle de son esprit, de sa vie.

Porte d'entrée vers la spiritualité

Le souffle c'est la voie d'accès à notre vie intérieure, la porte d'entrée de notre dimension spirituelle. D'ailleurs, l'étymologie nous explique fort bien que notre respiration est un lien direct avec cette partie sacrée de notre être.

« Spiritualité » viendrait de l'adjectif latin employé pour traduire à l'origine le mot grec *pneumatikos*, mot qu'on peut traduire à son tour par « souffle vital » ou « souffle sacré ». Par ailleurs, l'« âme », du latin *anima*, « souffle », « respiration », est aussi le terme utilisé pour évoquer la dimension spirituelle de l'être humain.

À cet égard, les représentations symboliques du souffle sont très variées et se retrouvent dans la plupart des civilisations. Bon nombre d'entre elles révèlent clairement l'association entre le souffle et la spiritualité. Par exemple, les mots comme *ki* au Japon, *lung* au Tibet, ou *ruach* en hébreu, établissent chacun le lien étroit qui unit l'homme, son souffle et l'énergie mystérieuse et invisible qui gouverne l'univers.

Qu'on soit intéressé ou non par ces recherches étymologiques, le souffle est un mystère qui a toujours fasciné l'être humain. Depuis la nuit des temps, l'Homme sait qu'un vent mystérieux l'anime et lui garde vie, mais aussi qu'il existe un vent universel qui porte l'humanité.

Dans l'Atharva-Veda, il est dit : « L'air crée l'univers, le souffle crée l'homme. » Dans un autre texte des Upanishad, le Kaushitaki Upanishad, ne dit-on pas que le souffle est indissociable de la Conscience universelle ? De fait, le souffle qui nous anime y est considéré comme la Conscience universelle en mouvance.

« Parfois, j'erre sur terre en m'apitoyant sur mon sort, alors que, pendant tout ce temps, je suis porté à travers le ciel par de grands vents. » Dans ce merveilleux aphorisme des Indiens Ojibwés, ces « grands vents » ne seraient-ils pas ceux-là mêmes dont nous parlent les yogis en les décrivant comme la Conscience universelle en mouvance ?

Le Tao, quant à lui, nous en parle comme d'une source d'énergie, une force vitale authentique, qui commence dans le corporel et s'étend au spirituel.

Ultimement, peu importe les traditions, c'est notre spiritualité que nous sommes invités à explorer à l'aide de nos souffles.

L'illusion de la perfection

J'en étais déjà à ma cinquième année d'études en yoga. J'étais de plus en plus assidue dans l'observation de mon souffle au quotidien. Avant, ma pratique se résumait à quelques minutes, assise sur un coussin de méditation, où j'observais mes respirations. Maintenant, non seulement je les observais, mais je les ressentais. J'apprenais à distinguer les différents états d'être qui accompagnaient mes souffles. Un souffle lent et profond était souvent signe d'une ouverture intérieure. Un souffle court et saccadé m'indiquait que mon esprit s'agrippait à une idée fixe ou à un scénario quelconque dans ma tête.

Parallèlement, je continuais de pratiquer les mouvements prescrits pour assouplir mon diaphragme. J'ignorais totalement où cela me mènerait, néanmoins, dans mes études du langage philosophique du yoga, j'avais appris que le diaphragme était considéré, chez l'être humain, comme le « muscle de la spiritualité ».

C'est grâce à l'ouverture de notre cage thoracique qu'on accueille le monde extérieur en soi et qu'on le fait sien. C'est aussi par l'action de relâchement du diaphragme qu'on lui renvoie l'air qui nous a habité. Et en ce sens, on redonne au monde qui nous entoure une partie de soi.

Donner et recevoir. Spirituellement, cette notion d'échange énergétique m'inspirait, mais j'ai réalisé que j'éprouvais une certaine crainte à m'ouvrir physiquement. Je me suis posé la question : pourquoi cette résistance ? J'ai eu l'intuition de m'asseoir en méditation pour découvrir la source de ce blocage. J'ai pris le temps de me détendre, puis j'ai prêté une attention tranquille aux sensations qui allaient et venaient dans mon corps. Parmi elles, je percevais les battements de mon cœur. Il me semblait battre plus fort qu'à l'habitude comme s'il voulait guider mon attention vers ma cage thoracique. Je pressentais que c'était une invitation à plonger plus profondément en moi-même.

Après quelques minutes de méditation, un souvenir est remonté. Je me percevais, enfant, statufiée dans un coin de notre maison familiale. Je devais avoir environ six ou sept ans. De mémoire, cette scène devait représenter l'une des premières fois où mon père m'avait fortement réprimandée. Ce jour-là, il avait été particulièrement dur à mon égard en prononçant des mots qui m'avaient diminuée et ébranlée intérieurement. J'avais réagi à cette humiliation en bloquant ma respiration.

À ce moment précis, j'ai ressenti que mon corps me révélait avec cette image du passé une précieuse information. Effectivement, j'étais sur le point de découvrir la raison première pour laquelle, enfant, j'avais inventé ce « jeu » de bloquer ma respiration.

Ayant grandi sous l'autorité d'un homme perfectionniste qui n'était jamais satisfait de mes efforts, j'aspirais à la perfection afin d'être digne de son amour. Contrairement à ce que je croyais, ce blocage de mon souffle n'était pas lié aux accès de colère de mon père, mais plutôt à un immense désir de lui plaire. Et puisque je n'y parvenais pas, dans ma tête d'enfant, je ne méritais ni de respirer ni de « vivre ».

En grandissant, cette douloureuse impression de ne pas être à la hauteur des attentes des autres est devenue si profondément ancrée dans mes gènes que je me suis retrouvée prisonnière de ce cercle vicieux : tantôt je respirais à pleins poumons en caressant l'espoir de faire mieux et d'obtenir des résultats spectaculaires, tantôt je cessais de respirer et je sombrais dans le désespoir de ne rien en retirer. J'ai compris alors que depuis mon enfance j'étais portée à me définir selon le nombre d'heures et la somme d'efforts que je consacrais à me « réparer ».

À présent, je pouvais clairement voir l'impact de ce mécanisme de défense sur mon corps, mon souffle et mon énergie. Dans l'espoir de devenir *meilleure*, je fournissais continuellement trop d'efforts et j'en faisais toujours plus par peur de décevoir les autres.

J'appliquais inconsciemment cette même méthode dans mes relations personnelles et professionnelles. Je croyais que je deviendrais parfaite si je travaillais et si je m'entraînais plus ardemment que les autres.

Ce faisant, je contractais souvent et inconsciemment ma cage thoracique pour ne pas avoir à ressentir ce sentiment de dévalorisation intérieure.

Tout comme je m'empêchais, enfant, de respirer pour ne pas ressentir la peur, le chagrin, la douleur, je contractais mon diaphragme, imaginant ainsi me protéger du monde extérieur, mais je ne faisais que m'emprisonner en moi-même. C'est de là, je le compris à cet instant, que me venait cette fameuse sensation de vivre à l'étroit, étouffée en moi-même.

Même durant mes études de méditation et de yoga, cette éternelle quête de perfection se manifestait sous la forme d'un perpétuel questionnement : pourquoi, après toutes ces années de pratique, est-ce que je me sentais si inadéquate ? Qu'est-ce qui n'allait pas en moi ?

Rien. La raison était si simple : il n'y avait rien de défectueux ni d'inadéquat en moi. Il n'y avait tout simplement rien à attendre, rien à atteindre. Aucun but. Aucun objectif. Aucune destination. Alors que dans le monde de l'ego il y a toujours quelque chose à perfectionner, dans notre dimension spirituelle, tout est là. Tout est complet. C'est ce que les sages appellent la « plénitude de l'être ». Mais pour accéder à cet état d'être, il y a un prix à payer : on doit laisser aller toute quête de perfection.

Car voyez-vous, vous et moi ne serons jamais parfaits. Nous ne serons pas de parfaits enfants, de parfaits conjoints, de parfaits parents, de parfaits amis, de parfaits patrons, de parfaits employés, de parfaits grands-parents, de parfaits yogis, de parfaits méditants… Et c'est *parfait* ainsi !

Pour ma part, faire la paix avec cette vérité « guérissante » selon laquelle je n'atteindrai jamais cette perfection tant recherchée sera libératrice. Sans elle, je serais restée à jamais prisonnière de moi-même et du regard des autres. Grâce à elle, j'ai fait mes premiers pas sur le long chemin de la liberté et de la paix intérieure.

S'incarner en soi-même

Nous vivons dans un monde qui nous pousse à vivre de plus en plus rapidement et de plus en plus superficiellement. Ce sentiment d'urgence, partout et en toute chose, cette précipitation et cette vitesse incessantes, affectent notre respiration. Par exemple, certaines personnes, sous l'effet du stress, de l'angoisse ou de la peur, respirent très vite, comme à la surface de leurs poumons. Le cas échéant, le corps n'arrive plus à conserver le bon équilibre respiratoire : il rejette trop de dioxyde de carbone et ne capte plus assez d'oxygène, ce qui peut provoquer des sensations d'hyperventilation, de vertige et d'asphyxie.

D'autres personnes respirent bruyamment, incorrectement ou insuffisamment. Il arrive parfois que chez certains, le souffle se loge dans la partie supérieure du thorax, tandis que le bas de l'abdomen semble privé d'oxygène. Cette respiration, dite thoracique, tend à être plus courte, rapide et superficielle. Chez d'autres encore, on observe le contraire : la respiration se loge dans le bas du ventre, tandis que le haut du corps reste immobile. Ces deux façons de respirer sont incomplètes et souvent responsables d'un état de nervosité et d'une sensation d'épuisement.

Reprendre le contrôle de son souffle, c'est reprendre le contrôle de sa vie. Et pour y parvenir, nous devons apprendre à nous détendre intérieurement, et tout particulièrement le ventre, pour aider le diaphragme à descendre et ainsi favoriser une respiration plus ample et plus profonde.

Pour ma part, il y a vingt-cinq ans, l'idée que je puisse travailler de concert avec mon souffle pour descendre plus profondément en mon corps m'était étrangère. Lorsque j'ai débuté le yoga, tout ce que je connaissais de ma respiration était ce petit va-et-vient de l'air que je percevais parfois dans mes narines. Qu'il puisse y avoir un lien entre ma façon de respirer et ma relation avec l'instant présent ne m'avait jamais effleuré l'esprit. Mais j'ai découvert avec étonnement que le souffle, non seulement nous révèle des aspects cachés de nous-même, mais qu'il en dit aussi long sur notre relation avec l'instant présent et le monde qui nous entoure.

Par exemple, j'ai constaté que lorsque je me sentais mal à l'aise dans une situation, ma posture s'écrasait de l'intérieur. Si je souffrais d'un excès de confiance, mes épaules pouvaient se soulever et j'avais alors l'impression que ma respiration restait cramponnée dans le haut du corps. Mais dès que j'allongeais consciemment mon expiration, je ressentais les forces vivifiantes du bas-ventre qui me supportaient de l'intérieur. Cette découverte de la puissance contenue dans la détente du bas-ventre fut pour moi des plus fascinantes. J'imaginais alors le bas de mon corps prendre la forme d'une poire, comme les chanteurs d'opéra, chez lesquels le bas-ventre s'avance un peu et la région lombaire s'amplifie. Le fait de nous « installer » ainsi dans notre bassin nous incarne en nous-même et nous ancre solidement au moment présent.

Peu de temps après, j'apprenais que le bas-ventre est un réservoir d'énergie vitale que les taoïstes appellent le *dan tian* inférieur, ou « centre de l'être ». Les authentiques maîtres de kung-fu, les moines Shaolin et les sumos tirent leur puissance physique et mentale de ce centre vital situé sous le nombril.

Avant un combat, les maîtres y concentrent toute leur attention pour y puiser une force énergétique appelée *chi*, le courant énergétique interne qui met la force de l'être en action. Le *dan tian* inférieur se trouve à six ou sept centimètres au-dessous du nombril. Certains maîtres en parlent comme d'un point précis, d'autres comme d'une zone d'environ dix centimètres de diamètre. Peu importe le nom qu'on lui donne, que ce soit *hara* ou *dan tian*, ce centre énergétique, nous le possédons tous. C'est le point d'entrée qui mène à la totalité de notre être. Et notre souffle connaît la voie pour y accéder.

L'exercice qui suit vous permettra d'en prendre conscience et de faire, petit à petit, l'expérience concrète et vivante de ce que signifie « être calme et centré en soi-même ».

respirons

Trouver son centre
Exercice

Maintenant, voici venu le temps de découvrir votre centre intérieur. Pour mieux vous y préparer, débutez par l'observation du souffle pendant quelques minutes pour libérer le mental. Après ce court moment de méditation, faites ce qui suit :
- Pour localiser le *dan tian* inférieur et ressentir le *chi*, asseyez-vous sur le bord d'une chaise, sur vos ischions, les pieds posés à plat sur le sol, le dos droit et vertical, les épaules basses et déposez les mains l'une dans l'autre, à la hauteur du nombril. Vous pouvez aussi vous asseoir sur un coussin de méditation, les jambes croisées ou en position de lotus. Ce faisant, assurez-vous que vos genoux sont situés plus bas que l'os iliaque. S'ils sont placés trop haut, vous éprouverez des difficultés à localiser votre centre vital.
- Une fois la position adoptée, prenez une dizaine de longues, lentes et profondes respirations abdo-

minales pour libérer toute tension logée dans le bas-ventre.
- Tout au long de cette pratique, concentrez votre attention en cet endroit, six ou sept centimètres au-dessous du nombril, c'est là la région du *dan tian*.
- Pour faciliter la détente abdominale, vous pouvez visualiser un ballon d'air chaud se déplaçant dans votre bas-ventre. D'abord, vers le bas et le périnée. Ensuite, le ballon se dirige vers le nombril, puis vers les reins.
- Une fois la détente atteinte, expirez pour vider vos poumons, puis inspirez doucement en prenant votre temps. Dans la phase de l'inspiration, ne faites aucun effort. Laissez l'air « remonter » naturellement. Au cours de l'expiration, assurez-vous de libérer tout l'air stagnant de vos poumons.
- Il convient de répéter cet exercice plusieurs fois d'affilée pour en ressentir les bienfaits tels que le réchauffement du corps, l'augmentation de la vitalité, la diminution de la fatigue, la tonification du centre inférieur.
- Détendez bien l'intérieur du ventre, car les sensations dans cette région sont subtiles, mais avec un peu d'entraînement, vous arriverez à les ressentir davantage.
- La première sensation est souvent celle d'une plus grande chaleur. Cette chaleur est suivie d'une impression de plus grande force intérieure. C'est le signe que vous avez découvert votre centre vital.

Un conseil : quand on travaille au niveau énergétique avec le souffle, on ne doit pas agir à la hâte. Car si on pousse sur le souffle pour obtenir des résultats, il aura tendance à se faire fuyant. À l'inverse, si on respecte son rythme, son potentiel de transformation est infini.

Je vous recommande de pratiquer cet exercice pendant dix minutes, le matin et le soir. Que ce soit pour ressourcer un corps fatigué, pour éliminer des tensions corporelles, pour soulager une douleur, pour apaiser un esprit agité ou pour favoriser un sommeil réparateur, les raisons d'apprendre à respirer de cette manière sont nombreuses.

Créer de l'espace en soi-même

L'une de mes légendes préférées est celle d'un vieux maître zen qui, sentant la mort venir, cherchait à assurer sa succession à la tête de son monastère. Le vieil homme hésitait entre deux de ses disciples. Ces moines avaient à peu près le même âge, la même expérience du monde, et possédaient apparemment les mêmes qualités. Un jour, le maître demanda à chacun d'eux de lui enseigner, tour à tour, l'art du souffle.

Le premier, un moine ambitieux qui ne voyait dans la respiration qu'un acte banal, s'en trouva offusqué. Assis devant le maître, il redressa le dos, inspira par le nez avec avidité, puis il expira bruyamment, avec impatience.

Le second moine, pour qui respirer était la science de la vie, prit place calmement devant son vieux professeur. Après avoir fermé les yeux, il commença par chasser l'air de ses poumons par une longue et lente expiration. Celle-ci, il le savait, exprime notre capacité à lâcher prise et, une fois qu'elle est accomplie, sans retenue et sans peur, elle favorise l'accès à la vacuité. Puis, en toute conscience, avec respect et humilité, le moine inspira si profondément que les doutes disparurent de l'esprit du maître.

Cette histoire illustre l'importance de faire de l'espace en soi en expirant correctement et totalement. Comment inspirer pleinement si on commence l'exercice avec les poumons déjà pleins ? Expirer, au niveau spirituel, c'est savoir laisser partir ce qui n'a plus raison d'être. Il faut aussi savoir laisser aller le passé si on souhaite se renouveler intérieurement. Pour accueillir le souffle du renouveau, il nous faut créer de l'espace dans notre esprit.

Pour y parvenir, on doit se détacher volontairement de ses pensées, de ses réflexions, de ses projections, de ses soucis. C'est précisément ce que nous enseigne le geste respiratoire d'expirer : se libérer, par le souffle, du tumulte mental. Pour accéder à cette vastitude de notre esprit, nous devons méditer sur notre souffle, tout particulièrement sur nos expirations.

Shunryu Suzuki, le renommé maître de méditation, disait de l'expiration : « La tranquillité de l'esprit se trouve après la fin de votre expiration. Si vous expirez doucement, complètement, vous accédez à la complète et parfaite tranquillité de votre esprit. »

Il s'adresse là tout particulièrement aux pratiquants les plus expérimentés en méditation ou dans l'art du souffle. Cette brèche est si fugace, si subtile, qu'il faut une grande vigilance pour la détecter. Le novice peut, cependant, conserver ce précieux enseignement pour plus tard. Avec le temps et la pratique arrivera le jour où chacun pourra découvrir par lui-même toute la richesse et la profondeur de cette leçon.

Toujours dans la tradition bouddhiste zen se trouve cet autre enseignement sur la respiration : « Avec chacun de vos souffles, vous devrez apprendre à inspirer pour naître et à expirer pour mourir. » La *mort* dont il est question ici n'est pas celle du corps, mais celle de l'ego et de sa quête illusoire de contrôle. Que ce soit dans notre vie quotidienne ou dans notre vie spirituelle, l'ego est toujours à la recherche d'une certaine forme de perfection.

Ainsi, il peut nous inciter à enchaîner des heures de méditation, à nous exercer dans la maîtrise de postures de yoga compliquées, à chanter des mantras durant des jours, à suivre inlassablement des ateliers de « perfectionnement » de soi, et tout cela sous le joug de cette recherche incessante de la perfection. Il nous faut donc *mourir* à cette illusion. Et c'est précisément en expirant complètement et consciemment que nous signalons à la vie que nous sommes prêts à lâcher prise et à nous ouvrir à une plus vaste dimension de nous-même. Voilà ce qu'expirer veut dire.

respirons

La plénitude d'être
Exercice

De manière concrète, l'inspiration nous invite à nous ouvrir au renouveau. L'expiration, quant à elle, nous incite à la déprise de ce qui n'a plus raison d'être, c'est-à-dire au plein consentement des choses à venir. L'exercice qui suit vous apprendra comment atteindre une expiration complète et profonde.

- Asseyez-vous confortablement sur une chaise ou sur un coussin. Votre posture doit être droite et détendue pour que l'énergie du souffle puisse circuler librement. Fermez les yeux et détendez-vous.
- Inspirez lentement par le nez en comptant jusqu'à trois. Expirez calmement par le nez en comptant jusqu'à six.
- L'expiration se doit d'être deux fois plus longue que votre inspiration. Si possible, comptez lentement, en maintenant environ une seconde de pause entre chaque nombre.

- Au départ, si vous n'y arrivez pas, essayez avec un compte de deux sur l'inspiration et de quatre sur l'expiration. Puis augmentez progressivement, jusqu'à ce que vous puissiez inspirer sur un compte de trois et expirer sur un compte de six.
- Surtout, ne forcez pas l'expulsion de l'air dans cet exercice, car si vous forcez, vous risquez de vous épuiser et de créer des tensions inutiles dans vos muscles et dans vos organes.
- Soyez attentif à la sensation d'espace qui se crée après chaque expiration. Au bout d'une dizaine de respirations, faites une pause.
- En général, nous sommes si peu attentifs à notre souffle, que nos inspirations sont superficielles et nos expirations trop souvent incomplètes. En doublant la durée de vos expirations, vos inspirations deviendront plus profondes et plus détendues.
- À présent, reprenez l'exercice, mais cette fois, après chaque expiration, restez à « vide » pour deux à trois secondes.
- Pendant cette courte pause, élargissez votre conscience. Soyez une présence aimante qui observe silencieusement, qui ressent, qui « reconnaît » et qui accueille la vastitude de l'instant présent. Permettez à tout ce qui est là d'être là, sans juger quoi que ce soit. Sans rien espérer. Sans rien attendre.
- Vous voilà maintenant au cœur de la vastitude de votre esprit. Laissez-vous respirer naturellement. À partir de ce moment, le souffle, le précieux souffle qui compte, c'est celui qui est là. Soyez

présent pour le recevoir, pour le ressentir tout au long de votre pratique. Tout au long de votre journée. Tout au long de votre vie. Continuez de méditer aussi longtemps que vous le souhaitez.
- Avant de clore la séance, accordez-vous le temps d'apprécier et de ressentir la plénitude d'être.

Oser ralentir

De nos jours, nous sommes submergés de messages qui nous poussent à nous surpasser dans tous les domaines : nous devons cuisiner comme des chefs, danser comme des stars, décorer nos maisons comme des designers, nous entraîner comme des athlètes, etc. Puisque notre culture valorise le dépassement de soi à outrance, il n'est pas rare de vivre sa vie avec essoufflement. Oui. Je sais bien qu'il arrive à tout le monde, à un moment ou à un autre, de se sentir à bout de souffle, mais de nos jours l'essoufflement chronique semble être un mal-être généralisé. Sommes-nous en train d'oublier comment respirer ?

Quand on perd le contact avec la respiration, on se dissocie de soi-même. En perdant le contact avec soi, on perd aussi le contact avec la vie. C'est pourquoi, dans l'art du souffle, nous apprenons à ralentir.

Bien entendu, ralentir n'est facile pour personne, car c'est aller à l'encontre de notre culture hautement matérialiste. C'est encore plus difficile de s'engager sur une telle voie quand on a passé sa vie à courir dans tous les sens. Mais on peut y arriver en commençant par mettre fin à notre agitation mentale, qui est à la source de notre affairement compulsif. Comment ralentir alors ?

Pratiqués régulièrement, les exercices respiratoires que nous avons explorés jusqu'à maintenant sont de fabuleux outils pour nous aider à vivre autrement. Certes, cela exige du courage, de la détermination et de la patience de s'exercer chaque jour à ralentir son souffle, ralentir ses gestes, ses pas, mais on peut y parvenir.

L'épuisement, l'anxiété, l'insomnie, la souffrance mentale sont souvent des signaux d'alarme faits pour nous inciter à ralentir. Ralentir a de nombreux avantages. Mais pour commencer, on doit comprendre ce qu'implique le fait de « ralentir ». Il ne s'agit pas de passer ses journées à méditer ni de se sevrer de toute activité. Ralentir ne signifie aucunement qu'on doive accomplir les tâches au ralenti. En fait, il s'agit simplement de découvrir qu'il existe un autre mode de vie que l'urgence.

Depuis des millénaires en Orient, on pratique des disciplines énergétiques comme le yoga, le qi gong, le tai-chi. Ces mouvements lents mais puissants enseignent au corps et à l'esprit à demeurer plus calmes, centrés et sereins, en tout temps et en toute circonstance. En Occident, on commence à découvrir les forces cachées qui découlent du simple fait de ralentir.

Au lieu de privilégier la quantité de tâches accomplies dans notre journée, il s'agit de privilégier la qualité d'être, dans l'ici et le maintenant de la vie. Et c'est ainsi que, petit à petit, on se libère de l'illusion que le bonheur est ailleurs qu'ici même.

Pas facile, certes, mais les bienfaits sont innombrables, car choisir consciemment de ralentir nous ouvre la voie du contentement, du discernement, de la sagesse et de la plénitude d'être, ici et maintenant, dans l'instant présent.

respirons

Savoir ralentir
Exercice

Nous respirons instant après instant, rapidement, par fragments, inconsciemment. Vous et moi, on pourrait ainsi se rendre jusqu'à notre toute dernière respiration sans connaître l'expérience d'un souffle lent, libéré, fluide et équilibré. Avec l'exercice qui suit, vous pourrez acquérir un mouvement respiratoire souple, profond et détendu.

Apprendre à ralentir le flux de sa respiration, et par ce fait même celui de ses pensées, est une autre clé pour favoriser la transformation.

- Déposez ce livre sur vos genoux pour un instant. Asseyez-vous confortablement. Décroisez les jambes, allongez le dos et détendez le ventre. Maintenez légèrement le regard vers le bas et déposez vos mains sur vos cuisses. Inspirez et expirez profondément le temps de quelques respirations.
- Maintenant que vous vous sentez stable et confortablement installé, calmement, et pendant quelques

minutes, ne faites rien d'autre que de vous détendre physiquement.
- Commencez par détendre vos yeux, votre langue, vos muscles faciaux, votre cou, vos épaules, votre sternum, votre abdomen, vos hanches, vos jambes et vos pieds. Tout votre corps doit être détendu pour accueillir le souffle, à l'exception de votre colonne vertébrale qui, elle, doit rester longue et droite, à l'image d'un chêne.
- À présent, imaginez que c'est votre corps tout entier qui vous sert d'organe respiratoire. Vous respirez donc sans effort, comme si la respiration pénétrait par tous les pores de votre peau.
- Un peu comme si vous nagiez dans un océan de prâna (énergie vitale), laissez-vous flotter sur le souffle. Inspirez mentalement et expirez mentalement, sans produire aucun effort.
- Après trois à cinq minutes, le rythme de votre souffle va naturellement ralentir. La respiration va devenir plus profonde et détendue. C'est maintenant le moment d'observer ce qui s'y cache.
- Dans le souffle, il y a une énergie, une présence silencieuse. La ressentez-vous ? Percevez-vous cet univers riche et profond qui, grâce au souffle, se déploie en vous ?
- Derrière votre souffle, il y a aussi ce témoin lumineux qui observe la mouvance du monde. Ressentez-vous sa présence ? Cette part de vous-même, c'est votre pleine conscience.
- Dès que vous devenez plus présent à vous-même, à ce que vous faites, vous faites l'expérience de qui vous êtes réellement.

- Poursuivez cette méditation encore quelques minutes et aussi longtemps que vous le pourrez.
- Pour clore cet exercice, prenez une respiration complète pour exprimer votre gratitude et votre joie d'être, ici et maintenant, dans le moment présent.

Solidifier la confiance en soi

Respirer de tout son être est à la fois un acte de confiance et de lâcher-prise. De confiance, car inspirer, c'est s'ouvrir et dire oui à ce qui est. De lâcher-prise, car expirer, c'est laisser partir ce qui n'a plus raison d'être.

Mais il nous manque un élément important. Il existe une autre dimension à l'art du souffle qui est essentielle. Sans elle, notre pratique est incomplète. Cette dimension est celle de la bienveillance. Sans bienveillance envers soi-même, il ne peut y avoir de transformation véritable.

Or, on ne peut espérer atteindre son plein potentiel humain en se fermant à certaines parties de soi-même ; nous devons donc apprendre à nous ouvrir à la totalité de qui nous sommes, de qui nous avons été et de qui nous sommes appelé à devenir. Comme j'allais bientôt l'apprendre par moi-même, c'est là une étape essentielle vers la guérison de soi.

Pour ma part, apprendre à m'ouvrir, sans attente et sans jugement de valeur envers moi-même, m'accueillir avec une bienveillance inconditionnelle, allait s'avérer l'une des plus grandes leçons spirituelles de mon existence. Et, une fois de plus, c'est par l'observation de mon souffle que j'allais, peu à peu, y parvenir.

S'offrir un peu de bienveillance peut sembler un jeu d'enfant, mais derrière cette pratique se cache un réel défi : celui de s'accorder la permission d'être qui on est dans l'abstention de toute critique, de toute comparaison et de toute compétition avec soi-même ou avec les autres. En yoga, on appelle cette attitude de non-violence *ahimsa*.

Quel vertigineux défi que celui de s'asseoir avec soi-même, sans rien changer ni transformer. Sans rien attendre ni espérer. Il faut une certaine confiance en soi et en la vie. Il faut aussi être prêt à prendre le risque de découvrir ce qui se cache au plus profond de nous. Et la méditation peut nous y aider.

Observer sa respiration, vous l'aurez compris, c'est méditer. Et, en ce sens, méditer est le chemin qui mène à la connaissance de soi. C'est un acte de bienveillance que celui d'aller à la rencontre de soi sans vouloir changer quoi que ce soit en soi-même. Que notre esprit soit calme ou agité, que notre corps soit fatigué ou énergisé, on observe ce qui est, avec la même équanimité. L'équanimité, c'est cette capacité à demeurer calme et serein, peu importe nos états d'âme et les circonstances de notre existence. Face à un succès ou à un échec, à des louanges ou à des blâmes, à des gains ou à des pertes, un esprit équanime accueille la réalité avec la même présence, la même bienveillance.

Ainsi, que notre souffle soit lourd ou léger, profond ou superficiel, prolongé ou saccadé, que notre corps soit détendu et ouvert ou crispé et fermé, méditer, c'est être pleinement présent à soi, sans jugement ni appréhension ni attente. Voilà le fondement de la méditation : apprendre à pratiquer une réelle réconciliation avec soi-même.

Une telle attitude suppose que le corps et l'esprit s'unissent et qu'ils soient, ensemble, pleinement engagés dans cette observation. Cette attitude de pleine conscience bienveillante, c'est elle qui guide et éclaire la route sur le vaste chemin qui mène à la pleine connaissance de soi, et par le fait même à la liberté intérieure.

La liberté intérieure

Qu'est-ce que la liberté intérieure ? C'est un état d'être, une paix de l'âme, une force de l'esprit qui nous permet de vivre en pleine présence chacune de nos expériences. Une telle liberté suppose d'être libéré du poids du passé et de toute appréhension et projection face au futur. Un tel état d'être ne vacille pas selon les circonstances extérieures, selon nos plaisirs ou nos douleurs, nos bonheurs ou nos malheurs. Peu importe les événements, cet état d'être possède des composantes de calme, de lucidité, de joie et d'altruisme. Son terreau est une saine estime de soi et un respect de l'autre. Ainsi, sans se départir de ses objectifs personnels ni de ses rêves, celui ou celle qui est libre intérieurement possède la force tranquille d'améliorer les conditions de sa propre vie tout en œuvrant pour le bien commun.

Dans la pratique de la méditation bienveillante, nous sommes invités à faire l'expérience de cette liberté intérieure. En premier lieu, il faut savoir que méditer n'est pas une simple technique pour se calmer ou pour chercher à faire le vide dans sa tête, mais une ascèse qui mène à la découverte de soi. C'est pourquoi la voie méditative, contrairement à la croyance populaire, n'est pas de tout repos. Bien qu'elle éclaire le chemin et qu'elle permette de dissiper la confusion quant à notre véritable essence, elle n'exclut ni les difficultés, ni les doutes, ni les égarements, ni les contradictions. Cependant, méditer jour après jour nous apporte le courage d'affronter la réalité et c'est là l'une des composantes importantes de la liberté intérieure.

respirons

Faire la paix avec le passé
Exercice

Vous êtes sur le point d'enseigner à votre corps comment se détendre et à votre mental comment lâcher prise et laisser aller d'anciens mécanismes de défense ou de vieilles peurs.

L'exercice qui suit peut vous aider à vous libérer du fardeau du passé afin d'être plus libre intérieurement et plus ouvert à la richesse de l'instant présent.

Par le passé, consciemment ou inconsciemment, nous avons accumulé de nombreux jugements et de fausses perceptions sur nous-même. Ces « étiquettes » nous affaiblissent, nous limitent et nuisent grandement à notre pleine évolution. Il nous faut donc laisser aller toutes ces voix intérieures qui appartiennent au passé.

- Pour cet exercice, asseyez-vous confortablement, le dos droit et décontracté. Prenez quelques respirations par le nez afin de bien vous préparer.
- Lorsque vous vous sentirez calme et détendu, entrouvrez les lèvres, laissez sortir le son

« haaa… » puis inspirez lentement par le nez pour accueillir un souffle nouveau. Continuez à expirer avec le son « haaa… » puis à inspirer doucement.
- Répétez cette pratique durant deux à trois minutes environ ou selon votre ressenti. Généralement, après ce temps, le souffle se met à circuler plus librement et plus tranquillement. Car quand l'expiration est profonde, le souffle devient tranquille et l'esprit l'est tout autant.
- Ici, certains pourraient s'inquiéter qu'après quelques expirations maximales, on puisse manquer d'air, mais nos poumons ne peuvent se vider complètement. Notre organisme est conçu pour préserver, en tout temps, une réserve de 1 à 1,5 litre d'air au fond de nos poumons.
- Alors, osez expirer. Faites-le d'une expiration profonde et généreuse, d'une expiration lente et consciente pour être en paix avec ce qui a été. Vous bénéficierez, par la suite, d'un souffle nouveau. Tout frais, tout neuf pour nourrir votre créativité et pour soutenir votre volonté de vous réinventer.

Accepter l'impermanence

À travers nos expériences, nous serons ballottés par les vents changeants de la réalité. Cette instabilité touche tout ce qui vit. On la nomme la loi de l'« impermanence ». C'est la seule constance de l'existence.

Ainsi, en ce moment, le ciel peut être bleu, mais tout à l'heure un orage pourrait éclater au-dessus de nos têtes. On peut aujourd'hui faire l'expérience d'un gain, et demain, perdre tout ce que l'on a gagné. À un moment, on nous complimente, à un autre, on nous critique. De même, on peut, un jour, être resplendissant de santé, et le lendemain, recevoir un diagnostic inquiétant, car nous sommes physiquement constitués d'une combinaison d'énergies impermanentes, changeantes et mouvantes.

De plus, cohabitent en chacun de nous une infinité d'états d'âme ; par exemple, à un moment donné, on fait l'expérience de l'attirance. Le moment suivant, celle de la répulsion. Tantôt, c'est la peur qui nous domine. Tantôt, nous sommes pleinement confiants.

Ainsi, dans un intervalle d'une heure, voire d'une minute, on peut s'adresser à quelqu'un avec respect, puis avec arrogance. Cette mouvance intérieure fait aussi partie de tout être humain.

Vous vous posez peut-être la question du lien entre le souffle et l'impermanence ?

Si vous vous engagez sincèrement dans l'art du souffle, vous réaliserez qu'il ne s'agit pas simplement d'apprendre à respirer correctement, mais aussi, et surtout, de faire l'expérience vivante du mouvement perpétuel qui touche tout ce qui est. Tout ce qui existe. Tout ce qui vit.

Respirer en portant attention à notre souffle, c'est faire, instant après instant, l'expérience vivante de l'impermanence. C'est guérir de nos illusions sur la permanence des choses de ce monde. Tout comme notre souffle va et vient, nous réalisons ainsi que le succès, l'argent, le pouvoir, la renommée, le confort extérieur peuvent, tour à tour, nous procurer du plaisir et une certaine sécurité matérielle, mais jamais la sécurité complète ni permanente, puisque ces conditions sont assujetties au changement.

Ainsi, notre respiration peut nous enseigner comment mieux naviguer avec les vagues de changement et d'instabilité. Comment ? Par la pratique du non-attachement – l'expiration – et par celle de l'acceptation active de l'impermanence – l'inspiration – de la réalité. Par exemple, si nous craignons d'ouvrir les yeux sur la réalité de notre corps qui vieillit, sur notre apparence qui change ou sur une relation qui bat de l'aile, méditer en prenant appui sur notre souffle peut nous aider à vivre plus sereinement ces inévitables changements. Cela demande du temps et de la patience, mais c'est en prêtant attention, instant après instant, à l'inspiration qui devient expiration, puis qui devient inspiration, qu'on arrive, un jour, à être en paix avec l'impermanente réalité du monde.

Avec une pratique répétée, on arrivera un jour à percevoir le subtil espace entre l'inspiration et l'expiration. C'est en ressentant intérieurement la pause qui se glisse entre l'inspiration et l'expiration que l'on fait l'expérience réelle et concrète de l'impermanence. Respirer en pleine conscience, c'est faire l'expérience vivante que tout est appelé à changer.

Cette prise de conscience nous incite, dans les moments où nous sommes entourés, en bonne santé et heureux, à être pleinement présents pour en profiter amplement. En revanche, dans des moments plus difficiles, quand nous sommes seuls, que nous sommes malades ou malheureux, l'impermanence est une promesse que les choses sont appelées à changer. Face à ces innombrables changements, la méditation enseigne à notre esprit à demeurer centré face à l'instabilité et à l'imprévisibilité des choses, des êtres et du monde qui nous entourent.

Quand nous trouvons la force intérieure d'accueillir l'énergie mouvante du monde, nous découvrons la force de faire face à cette vérité brûlante : tout passe, sauf une chose. La part de nous-même qui observe ce mouvement. Celle qu'on appelle « Soi ». Celle qui demeure, éternellement présente et bienveillante, dans l'infiniment petit comme dans l'immensément grand.

Cultiver la résilience

En tant qu'êtres humains, nous aurons tous, sans exception, à faire face à des obstacles et à des difficultés. Que ce soit une rupture amoureuse, une perte financière, une défaite professionnelle, un deuil ou un problème de santé, la façon dont nous naviguerons dans les vagues de l'existence dépendra grandement de l'entraînement de notre esprit à être résilient devant l'adversité.

Quelle que soit sa forme, que notre douleur soit physique ou morale, qu'elle se manifeste sous la forme de la peur, de l'anxiété, du chagrin ou du désespoir, le premier réflexe de notre esprit sera d'en faire son point de focalisation. Cette fixation sur un échec ou une difficulté entraîne souvent une souffrance supplémentaire et inutile.

Or, respirer en pleine conscience peut nous en libérer. Bien que ce ne soit pas une baguette magique, une respiration longue et profonde peut nous aider à élargir notre vision d'une situation, à stimuler notre créativité pour trouver la solution à un problème et même à diminuer une peur ou une douleur.

En fait, cette pratique est une forme d'acceptation. Mais attention : cette acceptation n'est pas un état de passivité devant les circonstances de l'existence, mais une acceptation active de la réalité. C'est une ouverture sur soi, sur le monde, composée de courage et d'humilité, de compassion et de rigueur, de foi et de discernement, de résilience et d'abandon.

Certains jours, si on a peur ou si on a mal, il peut s'avérer réconfortant de savoir que « vivre » n'exige rien d'autre que de s'ouvrir. S'ouvrir à soi. S'ouvrir, souffle après souffle, à la vie. Qu'importe ce que celle-ci nous apportera ou pas. Cela exige du courage, j'en conviens. Mais y parvenir, c'est faire l'expérience de la résilience.

Ainsi, au lieu de laisser la souffrance prendre toute la place dans notre espace mental, on choisit d'accueillir la réalité dans sa totalité. Accueillir la réalité de ce qui est en soi, c'est accepter avec grâce l'instant présent, tel qu'il se manifeste, ici et maintenant. En demeurant en lien avec notre souffle, nous pouvons réussir à surmonter nos difficultés.

Lorsque l'esprit, le cœur et le souffle s'unissent en un seul lien, une véritable transformation peut se manifester. Cette métamorphose peut parfois même ressembler étrangement à une forme de réincarnation de tout notre être. Et c'est précisément l'expérience qui me sera donnée de vivre.

5

LA FORCE CACHÉE
DE LA COMPASSION

Le souffle possède ce pouvoir immense de transformer intérieurement celui ou celle qui le ressent, qui le reçoit.

En quête de paix intérieure

Nous étions au printemps 2005 et c'étaient des jours difficiles pour moi. Une décennie plus tôt, on m'avait décelé une hépatite C. À l'époque, cette infection virale présente dans le sang était difficile à guérir. Il n'existait qu'un seul traitement médicamenteux pour contrer sa progression. Malheureusement, mon corps l'avait rejeté.

La maladie continuait son œuvre et j'éprouvais de sérieux problèmes de santé : troubles digestifs, difficultés à me concentrer, insomnie et une inflammation dans mes articulations qui m'empêchaient parfois de bouger. Ces symptômes physiques étaient souvent accompagnés d'épisodes d'angoisses et de peurs face à mon avenir.

Au milieu de cette confusion, je continuais à pratiquer le yoga et la méditation, mais souvent mon corps me faisait mal et mon esprit demeurait dispersé, anxieux et agité. C'est la raison pour laquelle je m'étais inscrite à une retraite silencieuse dans les hautes montagnes du Colorado. J'espérais y trouver un peu de réconfort et de paix intérieure.

Les deux premiers jours, tant bien que mal, je suis arrivée à me déposer sur mon coussin et à stabiliser un peu mon esprit. Mais au troisième matin, cette retraite bouddhiste m'était devenue pénible : le temps froid et humide des montagnes qui aggravait l'inflammation de mes chevilles et de mes jambes, l'horaire contraignant des séances méditatives, le bruit du système de chauffage dans la pièce, et cette même nourriture qu'on nous servait, repas après repas, bref, tout me pesait. Surtout moi-même.

Ce matin-là, je nageais dans les eaux profondes de l'insatisfaction, du découragement et de l'apitoiement. Au lieu de baigner dans le silence, je me noyais dans un courant de pensées négatives. Un seul désir m'habitait : fuir ce moment. Fuir cet endroit. Me fuir moi-même.

Cette résistance, je le pressentais, était liée au thème de ce troisième jour de retraite : l'auto-compassion. Même si j'enseignais déjà moi-même aux autres à méditer avec bienveillance, ce jour-là, malgré toutes mes années d'expérience, je m'en trouvais incapable.

Du coup, j'eus la douloureuse impression d'être revenue à la case départ, à l'époque où je me critiquais continuellement de ne pas être assez ceci ou d'être trop cela... Déçue et confuse devant ce constat, j'étais sur le point d'abandonner la retraite... lorsque je me suis soudain rappelé un enseignement du grand maître de méditation Chögyam Trungpa :

« La méditation ne consiste pas à essayer d'atteindre l'extase, la félicité spirituelle ou la tranquillité ni à tenter de s'améliorer. Elle consiste simplement à créer un espace où il est possible de déployer et défaire nos jeux névrotiques, nos auto-illusions, nos peurs et nos espoirs cachés[1]. »

Ce jour-là, cet enseignement m'apparut clair comme de l'eau de roche : au lieu de m'efforcer à rejeter mes pensées obsédantes et à bloquer mes émotions douloureuses, au lieu de lutter intérieurement contre mon esprit pour trouver un faux-semblant de sérénité, je pouvais choisir de faire la paix avec l'impuissance, avec la confusion, la colère, le chagrin et la peur. À travers la méditation de la compassion, nous sommes invité à nous offrir à nous-même le même respect et la même tendresse que nous prodiguons aux gens de notre entourage qui vivent des heures douloureuses. Et, tout comme nous accordons notre pleine attention à un être cher en l'écoutant avec compassion, nous pouvons nous offrir la même grâce.

L'autocompassion ou la bonté envers soi, des travaux scientifiques menés par la psychologue Kristin Neff l'ont prouvé, joue un rôle important au niveau de notre santé et de notre bien-être global. Qu'il s'agisse de nous aider à cultiver l'estime de soi, la confiance en soi, de transcender nos peurs, de surmonter nos difficultés ou de survivre à nos épreuves, l'exercice de la compassion s'est avéré très bénéfique.

---

1. Chögyam Trungpa. *Le Mythe de la liberté et la voie de la méditation*, trad. de l'anglais (États-Unis) par Vincent Bardet, Seuil, 1979.

Depuis une dizaine d'années, bon nombre d'études scientifiques ont démontré clairement que la compassion est un puissant antidote contre la méfiance, l'égocentrisme et l'angoisse qui sévissent dans notre société. Dans un livre d'entretiens entre le neurophysiologiste Wolf Singer et Matthieu Ricard, *Cerveau & Méditation*[1], ce dernier confirme qu'on a découvert que l'état méditatif de la compassion active les ondes gamma plus puissamment que tout autre type de méditation. Ces ondes cérébrales auraient une influence, entre autres, sur nos facultés d'apprentissage et de concentration, sur notre équilibre émotionnel et sur notre état de bonheur intérieur. Par le fait même, selon le célèbre moine bouddhiste, nous sommes moins sur la défensive, nos peurs diminuent, nous sommes moins obsédé par nous-même et éprouvons davantage de compassion.

Il m'aura donc fallu quinze années de pratique pour réaliser que ce que j'expérimentais en ce troisième jour de retraite n'était ni un retour en arrière ni une défaite, mais l'occasion de développer encore plus d'autocompassion. Une rare opportunité m'était offerte de me servir de toutes ces années d'expérience pour faire face à ce moment précis et pour développer plus de bonté envers moi-même. Ainsi, le temps était venu de mettre ma pratique en œuvre.

---

1. Matthieu Ricard et Wolf Singer, *Cerveau & Méditation*, Paris, Allary Éditions, 2017 ; Pocket, 2018.

Se réconcilier avec soi-même

Les jours suivants, alors qu'il me serait donné de méditer de longues heures sur l'autocompassion, j'allais faire une autre découverte qui allait changer mon monde intérieur.

Nous étions au sixième jour de la retraite et même si j'éprouvais encore quelque résistance, le moment était venu de plonger à l'intérieur de moi-même pour panser certaines blessures du passé.

Si je souhaitais *véritablement* guérir, je devais faire la paix intérieurement avec certaines parties de moi-même. Puisque durant plusieurs années je m'en étais coupée, il me fallait maintenant les retrouver. Pour venir à leur rencontre, je devais lever le voile sur des aspects bafoués ou carrément rejetés de mon passé ; mes erreurs de parcours, mes chutes et rechutes, mes rêves brisés, mes désillusions, mes chagrins et mes expériences douloureuses. Pour cimenter la totalité de mon être, il me fallait les accepter, les accueillir, les intégrer en moi-même.

De prime abord, accepter toutes ces mémoires en bloc me semblait insurmontable et cette opération m'apparaissait relever de l'impossible. Mais j'ai commencé par respirer lentement et très profondément pour amasser le courage de faire face à ce défi. Le mouvement de mes respirations aidait mon corps à se détendre, mon cœur à s'ouvrir pour accueillir ma souffrance.

L'acceptation de ce qui a été est essentielle à toute guérison. Accepter, c'est prendre courageusement appui sur la réalité pour pouvoir mieux avancer. Accepter serait un premier geste de bienveillance à faire pour recoller les divers morceaux de mon être.

J'ai mis du temps à rassembler les différentes pièces du puzzle, mais au bout d'un moment, en méditation, elles étaient là, réunies, toutes ces parties de moi-même qui avaient tant besoin de compassion : il y avait la petite fille innocente qui priait les étoiles, l'adolescente qui rêvait de voyager dans le monde entier, l'étudiante qui ne voulait faire que la fête, la jeune femme qui avait échangé sa liberté contre une dépendance, la maître yoga et celle qui luttait contre un virus mortel. En accueillant chacune d'elles, avec un souffle profond et ce mantra de compassion « Que la vie me soit douce », je suis arrivée, peu à peu, à ressentir la totalité de mon être. Et j'ai compris ! J'ai compris ce que la maladie était venue faire dans ma vie. Elle était venue pour me réconcilier avec moi-même.

respirons

Entrer en amitié avec soi
Exercice

Le maître japonais Dogen Zenji disait à ses disciples : « Votre vie change plus de huit millions de fois par année. »

En effet, nous respirons plus de huit millions de fois par année et chaque fois que nous respirons, quelque chose en nous se transforme. Ainsi, si nous respirons consciemment, nous pouvons nous servir du souffle comme d'un agent de transformation profonde. Dans l'exercice qui suit, vous pourrez en faire l'expérience.

- Installez-vous dans une posture assise confortable, l'alignement de la tête, du cou et de la colonne bien droit et aussi vertical que possible.
- Une fois dans cette posture méditative, commencez par expirer pour vous détendre, utilisez vos expirations pour dissiper la fatigue et les tensions corporelles.
- Puis, inspirez lentement en visualisant que vous absorbez tout le nectar du souffle dans chaque

cellule de votre être. Faites cela plusieurs fois, sans effort.
- Après ces quelques respirations conscientes, tout en demeurant en lien avec votre souffle, réfléchissez à une habitude, à un conditionnement qui limite vos potentialités. Il peut s'agir d'une dépendance, d'une mauvaise habitude ou d'une manière d'agir ou de penser qui affaiblit l'estime de vous-même.
- Laissez remonter les sensations et les émotions qui accompagnent cette réflexion.
- Que ressent votre corps en ce moment ? Éprouvez-vous des tensions ? Une agitation ? Un serrement dans la gorge, dans les épaules, dans le dos ou dans l'estomac ?
- N'évitez pas ces sensations, mais ne surréagissez pas non plus. Demeurez centré intérieurement sur votre souffle. Comment est votre esprit ? Est-il agité ? Inquiet ? Dispersé ?
- Laissez être ce qui est : les sensations qui voyagent dans votre corps, les émotions qui surgissent, les pensées qui jaillissent dans votre tête. Ne vous laissez pas entraîner par les voix dans votre tête. Respirez paisiblement afin de conserver l'esprit calme et centré devant ces fluctuations, car bien qu'elles soient inconfortables, elles sont passagères.
- À présent, dirigez votre souffle jusque dans la profondeur de votre ventre, comme pour vous enraciner davantage au creux de vous-même. Vous allez peu à peu découvrir la force intérieure qui émergera de cet ancrage. Servez-vous de cette énergie

bienveillante pour vous réconcilier et entrer en amitié avec vous-même.
- La prochaine étape consiste à laisser émerger de votre cœur votre aspiration la plus profonde. Qui aimeriez-vous être ? À quoi aspirez-vous ? À quoi ressemblerait une vie authentique ? Une vie riche et profonde de sens ?
- Même si vous n'obtenez pas de réponses à ces questions, continuez de méditer pendant un moment tout en vous permettant d'être qui vous êtes. Laissez émerger votre véritable nature.
- Quand nous pratiquons véritablement l'attention compatissante au plus profond de notre être, quelque chose se transforme. Ainsi, en respirant avec une intention bienveillante envers soi-même, le souffle devient un agent de guérison.

Le souffle de la compassion

Je connais bien des personnes, et j'étais assurément l'une d'entre elles à cette époque de ma vie, qui sont prêtes à pratiquer la compassion envers autrui – et c'est là une aspiration des plus nobles – mais qui se refusent la même attention bienveillante. Car, voyez-vous, une véritable compassion doit s'étendre à tous les êtres vivants, donc également à soi-même, sinon cet idéal de compassion est incomplet.

J'enseigne la méditation depuis des années et je ne cesse de recommander à mes étudiants d'inclure l'auto-compassion dans leur pratique personnelle. Je leur rappelle que si cette ascèse peut leur sembler étrange, voire même impossible parfois, la part de soi qui résiste est celle qui a le plus besoin d'amour. Alors, je les encourage en partageant avec eux mon expérience et en leur assurant qu'ils trouveront, un jour, à leur tour, dans la compassion, le courage de faire des changements importants dans leur vie.

En accordant une place à l'autocompassion dans notre propre vie, en la mettant au centre de notre quotidien, nous acquérons la force de nous rencontrer sous mille et un visages. Nous n'apposons aucune étiquette sur qui nous sommes ou ne sommes pas. Nous ne rejetons ni nos pensées ni nos sensations ou nos émotions. Nous les acceptons. Nous les respectons. Nous les ressentons.

Bien que cette aventure intérieure se révèle parfois déroutante, un souffle doux peut enseigner à demeurer paisiblement en soi-même et avec soi-même, comme avec un ami qui nous est cher. Ainsi, quand nous souffrons ou que nous sommes malheureux, nous ne sommes jamais seuls. Une respiration bienveillante peut nous accompagner tout au long des douloureuses traversées de notre existence. Elle peut nous enseigner comment nous accepter, au jour le jour, tels que nous sommes, avec nos défauts et nos qualités, nos joies et nos peines, nos succès et nos pertes, nos espoirs et nos désillusions.

« Mieux vous vous comprenez vous-même ainsi que vos émotions, plus vous êtes amoureux de ce qui est », disait le célèbre philosophe Baruch Spinoza.

Comme je l'ai expérimenté moi-même maintes fois depuis cette retraite méditative, l'élément clé pour guérir intérieurement, c'est de faire appel à la présence aimante de notre souffle. S'en servir comme d'un fil invisible pour tisser ensemble les parties de soi qui ont peur, celles qui sont courageuses, celles qui sont impatientes, celles qui sont accueillantes, celles qui sont intolérantes et celles qui sont bienveillantes. Respirer avec la même bienveillance face à nos zones d'ombre comme face à nos zones de lumière, c'est une grande preuve de sagesse.

Et un jour, contre toute attente, grâce à cette ascèse, on arrive à s'aimer au cœur même de notre vulnérabilité, à aimer les autres et à aimer le monde qui nous entoure. Voilà le noble but de la méditation.

Nous ne méditons pas pour devenir autre, mais pour entrer en amitié avec nous-même. C'est là le premier pas à faire sur le chemin de la guérison.

Le chemin de la guérison

La voie qui mène à la guérison passe inévitablement par le chemin de la connaissance de soi. Quand nous acceptons de nous rencontrer au plus profond de nous-même, non seulement nous pouvons nous guérir des blessures du passé, mais il est fort possible que nous accédions aussi à un niveau de guérison plus profond : celui d'une pleine acceptation de qui nous avons été. De qui nous sommes. De qui nous sommes appelé à devenir.

L'autoguérison, disait le philosophe et maître spirituel Gurdjieff, débute par la pleine acceptation de ce qui est. En d'autres mots, pour guérir il faut accepter ce qui nous a été donné de vivre.

Ici, il me faut le répéter, il ne s'agit pas d'une acceptation passive des circonstances et de nos souffrances, mais d'une prise de conscience que nos peurs et nos douleurs sont souvent intimement liées au fait que nous refusons de laisser aller le passé. Pour guérir, il faut s'en affranchir. Il faut se dépouiller de ce lourd fardeau en laissant derrière soi les regrets, la culpabilité, les ressentiments, les vieilles rancunes pour les remplacer par l'autocompassion, le respect de soi, la paix intérieure.

Guérir, c'est aussi trouver en soi la force de pardonner. Ici, il ne s'agit pas d'excuser l'autre ni de nier ce qui nous a fait mal, mais de s'offrir à soi-même le cadeau du pardon. Le cadeau de la guérison intérieure. Pour ma part, c'est grâce à la méditation de la compassion si je suis parvenue à me pardonner mes erreurs du passé, mais aussi à pardonner à mon père. C'est en accueillant ma propre souffrance que j'ai pu mieux comprendre la sienne et lui offrir mon pardon. Dans l'acte noble de pardonner, le souffle de la compassion se met en mouvement pour réparer un cœur brisé. Ce souffle compatissant possède le pouvoir de transformer non seulement celui ou celle qui le ressent, mais aussi celui ou celle qui le reçoit.

Ce qui se produit par la suite est renversant : notre corps, notre cœur et notre esprit s'ouvrent avec lucidité et sérénité à ce qui est. De cette ouverture et de cette acceptation émerge la réalisation que nous sommes tellement plus vastes que les conditions extérieures de nos existences.

Nous ne sommes pas nos blessures du passé, ni nos états d'âme, ni nos obsessions, ni nos ruminations, ni notre maladie, ni notre dépendance, ni nos peurs, ni nos angoisses. Si nous souffrons en cet instant, c'est que nous l'oublions. Nous oublions qu'au fond de chacun de nous existe une part qui n'est jamais altérée par ces circonstances de l'existence.

Qu'on l'appelle « Soi », « âme », « pure conscience » ou « esprit divin », cette partie de nos êtres peut nous servir de lanterne pour éclairer notre voie intérieure et nous rappeler qu'au-delà de toute erreur, de toute épreuve et de toute perte, nous demeurons entiers, complets, « parfaits ».

Au bout du voyage

Lorsque je suis rentrée de ma retraite dans les montagnes du Colorado, je ne savais pas encore qu'il me faudrait attendre plus d'une décennie de plus pour guérir complètement de l'hépatite C.

Pendant ce temps, je me suis exercée chaque jour, du mieux de mes capacités, à demeurer au moment présent. Je me suis épargné ainsi d'innombrables heures de découragement, d'impuissance, d'angoisses et de déceptions. Et tout au long de cette longue traversée vers la guérison, mes pratiques du yoga et de la méditation m'ont aidée à vivre chaque instant plus sereinement.

Quelles que soient les conditions de notre vie, le souffle est là pour nous enseigner que tout est appelé à se transformer, dans son essence, dans sa forme ou dans sa durée. Il est là pour nous rappeler que quelle que soit l'expérience que nous vivons, elle est appelée à passer. Il n'y a pas d'exception. Que ce soit la traversée d'une maladie, d'un deuil ou de toute autre épreuve, derrière ce mouvement continu de va-et-vient des circonstances de notre vie se cache une promesse de renouveau. Cette promesse, il ne faut jamais l'oublier.

Aujourd'hui, au moment d'écrire ces lignes, je peux affirmer qu'une respiration profonde peut tout changer ! Qu'elle peut nous transformer grandement. Qu'elle peut nous guérir tout autant.

Pour ma part, le souffle de la compassion m'a soudée à la vie. Ici et maintenant, partout et toujours, je fais l'effort de ne pas oublier les précieuses leçons qu'il m'a enseignées jusqu'ici : *respirer de tout son être, c'est abolir les frontières entre soi et la réalité ; c'est faire fondre les distinctions entre soi et les autres ; c'est renouer avec la disponibilité intérieure de l'enfant ; c'est retrouver la lumière qui éclaire le chemin qui mène à une véritable liberté, celle d'être et devenir soi, un souffle à la fois.*

Je compte poursuivre ma route avec ces enseignements jusqu'au bout du voyage. Et je me souviendrai toujours de ce moment où le souffle de la compassion m'est revenu, lors de cette nuit décisive, pour me sauver la vie. Il m'a fait renaître, ou mieux encore il m'a réincarnée au meilleur de moi-même. Et au moment de ma traversée sur l'autre rive, mon précieux souffle, mon tout dernier, sera là pour m'accompagner…

Épilogue

Vous et moi sommes comme des nomades qui voyagent sous des cieux étoilés, des aventuriers errants qui marchent sur les chemins de l'existence, vers des destinations inconnues. Vous et moi respirons le même air, regardons le même ciel, marchons sur la même terre.

Or, tout au long de notre voyage, notre souffle nous accompagne. Jour après jour, nuit après nuit, par les chemins les plus abrupts, les climats glacials, les déserts brûlants et les vallées verdoyantes de notre existence, jamais il ne nous abandonne.

Toutes nos expériences, de la naissance à l'enfance, à l'adolescence, à l'âge adulte, les merveilleuses comme les douloureuses, l'amour, les succès, les gains, les échecs, les pertes, les joies, la vieillesse, la maladie et même la mort, toutes, sans exception, seront traversées grâce au souffle.

Et c'est grâce à ce même souffle qu'on découvrira, un jour, la dimension sacrée de notre être. Alors, il n'y aura plus de limites à qui nous pouvons être.

On ne devrait jamais prendre pour acquis
Ni la terre qui nous porte
Ni le soleil qui se lève pour la réchauffer
Ni la lune qui monte au ciel pour l'éclairer
Ni le vent qui s'élève pour la balayer
Ni ce corps qui nous est prêté
Ni ce souffle qui nous est donné
Ni ce précieux instant
où nous sommes vivants.

Remerciements

À Hélène, qui m'a encouragée tout au long de ce projet et au-delà.

À ma famille, à mes amis et à tous mes étudiants pour le chemin parcouru et celui à venir.

À Fabrice Midal, pour la belle idée de ce livre.

À Josélito Michaud, pour tes précieux conseils.

À Dorothée Cunéo, à toute l'équipe des Éditions NiL, en France et au Québec, tout particulièrement à Aurélie Ouazan sans qui ce livre n'aurait pu voir le jour, et à Jean Bouchard, pour son bel accueil.

À toutes et à tous, ainsi qu'à vous, chers lecteurs, je tiens également à témoigner ma profonde gratitude.

Table des matières

Prologue 11

1. Du premier au dernier souffle

Confidences 17
Besoin d'air ! 21
Les dés sont jetés 25
Respire ! Respire ! 28

2. Renaître à la vie

Vivre autrement 33
Ce que le souffle nous révèle 36
Les mémoires du corps 39
La cage s'ouvre 43
   Exercice : Cultiver le calme intérieur.................. 46
En pleine présence 49

3. Apprendre à « bien » respirer

Un univers fascinant	53
Exercice : Revitaliser le corps et l'esprit	58
Rien ne se perd, rien ne se crée	60
Exercice : Laissez-vous respirer	62
Une force de vie	65
Exercice : Accroître votre énergie vitale	68
Exercice : Apprendre à « bien » respirer	70
Respirer par le nez	74
Exercice : Cultiver l'équilibre intérieur	77

4. À la rencontre de soi

Porte d'entrée vers la spiritualité	83
L'illusion de la perfection	85
S'incarner en soi-même	90
Exercice : Trouver son centre	93
Créer de l'espace en soi-même	96
Exercice : La plénitude d'être	99
Oser ralentir	102
Exercice : Savoir ralentir	105
Solidifier la confiance en soi	108
La liberté intérieure	111
Exercice : Faire la paix avec le passé	113
Accepter l'impermanence	115
Cultiver la résilience	118

5. La force cachée de la compassion

En quête de paix intérieure	123
Se réconcilier avec soi-même	127
Exercice : Entrer en amitié avec soi	129
Le souffle de la compassion	132
Le chemin de la guérison	135
Au bout du voyage	138
Épilogue	141
Remerciements	145

POCKET N° 17215

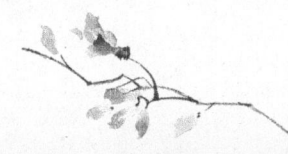

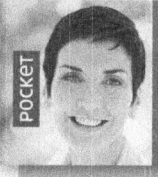

Vivre au cœur de l'instant présent grâce à la méditation

« Les exercices proposés nous aident à voir l'existence sous un angle différent pour mieux nous sentir. Une lecture qui fait le plus grand bien. »

Le blog de l'AREQ

Nicole BORDELEAU
REVENIR AU MONDE

Vous ne voulez plus vivre enfermé dans votre tête, à courir d'urgence en urgence, à oublier de savourer l'instant présent ? Avec la simplicité qu'on lui connaît, Nicole Bordeleau nous invite à « revenir au monde ». Grâce à des enseignements et des exercices accessibles, elle nous accompagne à la découverte d'une pratique ancrée dans le quotidien. Découvrez comment vivre pleinement chaque instant, être bienveillant envers vous-même et plus attentif aux autres, affronter les changements de l'existence et solidifier votre confiance en vous.

Retrouvez toute l'actualité de Pocket sur :
www.pocket.fr

Faites de nouvelles rencontres sur pocket.fr

- Toute l'actualité des auteurs : rencontres, dédicaces, conférences...
- Les dernières parutions
- Des 1ers chapitres à télécharger
- Des jeux-concours sur les différentes collections du catalogue pour gagner des livres et des places de cinéma

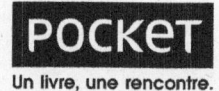

Un livre, une rencontre.

Découvrez des milliers de livres numériques chez

12-21

→ *www.12-21editions.fr*

12-21 est l'éditeur numérique de Pocket

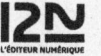 |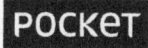

Découvrez
des milliers de
livres numériques chez

12-21

➡ www.12-21editions.fr

12-21 est l'éditeur numérique de Pocket

Composition et mise en pages
Nord Compo à Villeneuve-d'Ascq

Imprimé en France par EPAC Technologies
N° d'impression : 4550414315020
Dépôt légal : mars 2020